文經家庭文庫　165

讓你睡好眠

陳濘宏・吳家碩 合著

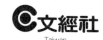

COSMAX
PUBLISHING Co.
Since 1981

文經社
Taiwan

揭開睡眠的神祕面紗

　　人的一生當中有三分之一的時間在睡覺中度過，睡眠實在是人類最重要的活動之一，但是在過去很少有人深思，睡眠是怎麼一回事？睡眠是如何運作？包括對人體生理最應該有所了解的醫學家，也不甚清楚睡眠的機制，所以睡眠一直被當作一種神秘的科學。

　　近二十年，睡眠醫學有了長足的進步，人們才不再把睡眠當成只是心理的反射或是潛意識的活動，而且近一步了解到睡眠當中，有許多重要的疾病會發生，例如失眠、睡眠呼吸中止症、猝睡症等等。

　　長庚醫院在十五年前就注意到睡眠醫學的重要。當時我在為唇顎裂及顱顏畸形的小朋友進行手術之後，家長偶爾會抱怨小朋友睡不安穩、打呼、甚至呼吸困難。當時胸腔科剛好也成立了睡眠檢查室，於是我們集合了胸腔科、牙科、耳鼻喉科、顱顏中心、X光科及小兒科等各科醫師組成跨科系的聯合討論會，利用每周五清晨七點到八點研讀睡眠呼吸中止症的相關論文、病患的處理流程，並進一步討論相關的研究計畫。

　　在大家的努力下，長庚醫院的睡眠團隊逐漸成長，十年前推出了睡眠障礙聯合門診，加強服務病患。團隊成員如陳濘宏主任、李學禹主任、廖郁芳、黃玉書及許世杰醫師等，也陸續出國進修睡眠相關課程及研究，於三年前更進一步結合了精神

科及神經內科，成立了跨科系的睡眠中心。

這一個跨科系整合的模式已成為台灣各大醫院發展睡眠中心的典範。長庚睡眠中心的推動到成立，陳濘宏主任厥功甚偉，我與濘宏共事十五年，深刻感受到他推動睡眠醫學的熱忱與活力。他一直在各方面推動各種睡眠相關醫學的進步，包括成立了台灣睡眠醫學會，任第三屆理事長，到各醫院演講，舉辦各類研討會，推廣睡眠相關知識，把長庚醫院睡眠中心成功的模式推展到台灣各大醫院。他也被選為亞洲睡眠研究的副會長，必將進一步把長庚以病患為中心的睡眠醫學整合模式推廣到全亞洲。

這次濘宏將他過去臨床經驗所得及過去發表過的文章集結起來，用淺顯易懂的文字出版睡眠醫學的專書。沒有艱澀難懂的醫學名詞，並且用臨床的案例為導引，來介紹各種的睡眠相關知識，全書分成五大部份，介紹睡眠的基本原理及檢查、常見的助眠技巧，用案例介紹重要的睡眠疾病，並用問答的方式解答一般民眾對睡眠常見的迷思。讀完全書，相信對於睡眠醫學有興趣的一般民眾或初學入門人員，都會很有幫助。也期待藉由本書的推廣，將睡眠醫學的常識扎根於台灣。

長庚決策委員會主任委員
陳昱瑞

睡眠醫學的重要性

　　睡眠常被解釋成「什麼都沒有做，沒有用處」或「他的能力正在休息」。事實上，在睡眠期間，我們的腦並不是完全在休息，反而在進行積極的生理活動。

　　在日本的古代傳說中，有一則「三年睡眠太郎的話」——睡眠太郎在母親死後三年，持續睡眠不醒。某天，他醒來後，要村民開始製造草鞋，他將村民新製的草鞋收集起來，帶上船到以金礦聞名的佐渡島，向島上的搬運工人們免費交換舊的草鞋帶回村內。或許有人會問：「村民拿這些舊的草鞋有什麼用處？」睡眠太郎將這些草鞋放到裝水的木桶裡，從木桶底收集到金砂。因為是金礦山，搬運工人的老草鞋裡常夾著金礦的金砂。然後他用籌集而得的錢，建立村裡灌溉用水，解決村內用水不足的問題，讓村莊富有起來。

　　如果這傳說是事實的話，在那三年中，睡眠太郎應該不只是在睡覺吧！或者說，雖然名義上是在「睡眠」，但是其實腦子還是在進行各種各樣積極的思維。我們為什麼睡覺？就像電腦，主機板過熱，處理的速度就下降。如果睡眠品質不好，大腦工作的速度就變得遲緩。不過，睡眠期間大腦不只是休息，同時也進行更積極的生理活動。

　　「記憶的整理」在睡眠研究中是最近非常重要的話題。另外，多種荷爾蒙在睡眠期間分泌，特別是依賴睡眠分泌的成長

荷爾蒙，不僅幫助身體成長，還具有修復功能以及消除疲勞的重要性。此外，感染細菌及病毒發燒的時候，我們也知道，深層的睡眠可增加免疫的能力。由此可知，睡眠對人類來說，是人體必須的生理功能。

此次，長庚醫院睡眠科教授，也是我本人的老朋友，陳濤宏醫師，終於要在台灣出版關於睡眠醫學的著書，為此本人深深地表示敬意。這本書應可作為睡眠學的入門書，也適合被廣泛推廣與閱讀，其中包括了睡覺的基礎理論、與睡覺有關的疾病介紹，甚至是對睡眠障礙的處理方法，都融合了最新的知識和陳醫師多年的臨床經驗，以深入淺出的表達方式，讓更多人可以因為讀了這本書，而對睡眠有更正確地理解，希望所有讀者都能熟睡，同時能精神飽滿地生活與工作。

滋賀醫科大學睡眠學講座教授
第六屆亞洲睡眠學會副會長
宮崎總一郎

兩岸睡眠醫學 攜手並進

　　睡眠問題看似簡單，但包含的學問卻非常不簡單。就拿睡眠兩個最常見的問題打鼾和失眠來說，在大陸目前還主要分屬不同的學科進行研究。研究失眠的醫生多數平時並不接待打鼾為主訴的患者，對睡眠呼吸障礙的瞭解因此也就頗有局限；研究打鼾的醫生又基本上不看失眠類的疾病，對失眠的某些共存疾病如抑鬱、焦慮等心理問題更是門外漢。不同的研究者大多數只能各說各的重要性，最後的結果是讓公眾無所適從。

　　臺灣醫院的科室建制可能與大陸略有不同，在這方面我瞭解不多。但臺灣近幾年在睡眠醫學領域取得的成績卻是有目共睹的，即使我們遠在大陸也多有所聞，這是與濬宏理事長的努力密不可分的。

　　睡眠醫學發展得好，就會造就一批專業睡眠醫生出現，而專業的睡眠醫生不僅是熟悉和掌握某一類睡眠疾病的專家，他們通常能夠突破學科間的壁壘，綜合各個學科的優勢給患者提供更加全面有效的建議和診療方案。在睡眠醫學的學科融合及專業化建設方面，臺灣的同仁無疑走在了大陸的前面。這是臺灣同胞的福分，能夠早先大陸同胞一步，享受到世界睡眠醫學專業化進步帶來的成果。

　　濬宏理事長的這部睡眠科普讀物，也可說是睡眠醫學專業化發展的成果之一。娓娓道來的，不僅包含了近半個世紀世界

現代睡眠醫學成果之大成，更是他作為專業睡眠醫生豐富行醫經驗舉重若輕之總結，而書中關於自我放鬆訓練、睡眠環境、民俗療法等章節，更可見瀵宏醫師在睡眠專業領域的涉獵已是既廣且深矣。據我所知，華文世界關於睡眠的科普讀物尚未有一本能夠達到此廣度和深度者，衷心希望這本書能夠早日付梓出版，更希望這本書在臺灣成功發行之後，也能儘快在大陸出版發行，使大陸兩億四千萬打鼾人群和三億失眠人群也能藉此書傳達的知識受益。

瀵宏理事長2006年曾受邀到大陸講學，2007年我也非常榮幸地得到瀵宏理事長的邀請到臺灣進行學術交流，兩次會晤，瀵宏理事長的學識風度都給我留下了極其深刻、美好的印象。

尤其是2007年初的臺灣之行，更讓我領略了他領導的長庚醫院睡眠中心在睡眠醫學專業化建設方面所取得的成就，至今想起仍令我感慨不已。因為在北京，我們開展現代睡眠醫學的時間長達20餘年，開展現代睡眠醫學業務的醫院已不下60家之多，但在專業化發展程度上，還沒有一家達到了臺灣長庚醫院睡眠中心的水準。今拜讀瀵宏理事長的新作，不勝欣喜，書中結構之細緻嚴謹，語言之輕鬆平和，如同又見老朋友。或許由於我癡長很多年齡的緣故，瀵宏理事長請我為他的新書寫幾句話，有感於睡眠醫學專業化發展的重要性，簡單寫下上面一些文字，希望與瀵宏理事長共勉。

中國睡眠研究會 首任會長

黃席珍

了解睡眠健康

　　對繁忙的現代都市人來說，「良好的睡眠」雖然是生活中不可或缺的，但很多人對於睡眠的知識往往卻是一知半解。在《讓你睡好眠》這本書裡，陳濤宏教授全面概括了睡眠醫學的精粹，令讀者能更深入了解其中的奧秘。透過本書，讀者可以從實證醫學的角度來了解關於睡眠的生理及病理知識，並從中體會到睡眠的重要性。

　　此外，我相信這本書也絕對可以為睡眠相關的醫護人員提供很實用的參考。

香港中文大學精神科學系教授及睡眠檢查室主管

香港睡眠醫學會會長

榮潤國 教授

睡眠障礙不只是失眠

　　曾有同事在一個醫學會議中對我說：「近年來，睡眠醫學已經是一門顯學了！」讓我不禁自問：睡眠醫學真的已經是一門顯學了嗎？大家真的都了解睡眠嗎？答案顯然是「否！」過去十多年來，縱使有一些人大力推廣睡眠醫學，媒體朋友也不吝報導睡眠醫學的常識，但是比起民眾對於高血壓、糖尿病、甚至癌症的了解，「睡眠疾病」對大多數人來說，仍然很陌生。大多數的人都不知道什麼是「阻塞型睡眠呼吸中止症」，更不必談「陽壓呼吸器的治療」，甚至連醫生們對一些睡眠疾病的觀念都似是而非，直到現在，醫學院的教科書上，並未有睡眠醫學的專門課程，睡眠專科醫師也僅是空中樓閣，睡眠醫學的發展，在台灣還處在萌芽階段。

　　過去十多年我從事睡眠醫學工作，最常被朋友及病患問到的問題是：「你一個胸腔科醫師，怎麼會看睡眠問題?」「我不知道我今天是不是掛錯科了？我是來看睡眠障礙的。」這些疑問其實存在了二個不正確但根深蒂固的觀念：睡眠障礙＝失眠，以及「失眠該看精神科醫師」。

　　誠然，失眠有部分原因是來自焦慮及憂鬱症等精神上的問題，但更多是來自其他的問題，睡眠障礙包含了數十種的疾病。真正的睡眠醫學，包含了許多不同專科醫學的知識，遠超過原來醫學上精細分類的科別，但是又共同建構在「睡眠生

理學」上，只有真正去理解睡眠生理學，才能對各種「睡眠疾病」有透徹的了解。

　　猶記得十年前我剛從事睡眠醫學時，看到一位年輕人他因為猝睡症引起的幻覺，被診斷為「精神分裂症」，吃藥吃得整天昏昏沉沉；還有一位年輕人因為整天昏睡，不得不用安非他命提神，甚至入監服刑；更有小朋友因為嗜睡而影響課業；甚至也有病患因為打呼而動手術，但病情卻一點都沒有改善，因為他根本就是猝睡症而不是呼吸中止症。為減少這些可憐的睡眠疾病患因為醫學知識的貧乏，因而延誤治療，這十多年來，我盡力推廣睡眠醫學的觀念，不但到各大醫院演講，也在報章媒體上介紹睡眠的相關知識，希望能藉由媒體無遠弗屆的傳播力量，將睡眠醫學的觀念紮根在台灣。

　　感謝文經社願意出版這本睡眠醫學的書，這本書不同於市面上常見的睡眠書，它不是以失眠為重點，讀者也看不到許多花俏的照片，它的重點在介紹睡眠醫學的觀念，內容都是根據實證醫學及教科書的醫學知識來介紹各種常見的睡眠疾病，為增加書本的可讀性，也藉由一些過去所遇到的案例，介紹各種不同的「睡眠疾病」，希望能對睡眠醫學的推廣有所貢獻。

　　作者文筆不佳，才疏學淺，有所誤謬之處請讀者不吝指教。

　　謹以此書獻給我親愛的家人──麗娟、緯倫、緯哲、緯恆。

陳濘宏

目次 CONTENTS

Part 1　了解睡眠，讓你不再睡不好

Part 3 掌握聰明睡眠祕訣

Part 4 常見的睡眠迷思

Part 5 怎麼判斷自己睡得好不好？

Part 1

了解睡眠，
讓你不再睡不好

睡眠好像很神祕？
讓人捉摸不清它的功用是什麼呢？
它的原理又是什麼？
本章從生理及醫學層面，
一窺睡眠的究竟。

關於睡眠的歷史與研究

　　古代的人把睡眠當成非常神秘的事情，許多詩人墨客更將睡眠、死亡與愛情做直接的聯想，認為睡眠是暫停所有活動的，甚至是短暫的死亡，像是《聖經》上說的「最深沉的睡眠就像是死亡（The deepest sleep resembles death.—The Bible I ╱Samuel 26/12）」。猶太教的《塔木德經》裡面也記載著：「睡眠和死亡相似……睡眠可謂六十分之一的死亡。」（Sleep and death are similar……sleep is one-sixtieth of death.—The Talmud╱Berachoth 576）。甚至在古希臘最早的荷馬史詩《伊里亞德》裡面，也認為「睡眠是死亡的兄弟」（There she met sleep, the brother of death.—Homer's Iliad╱circa 700 B.C.）。可見，長久以來在世人的眼中，「睡眠」是一種接近死亡的狀態，總是披著神祕的外衣。

　　到了近代，才開始有一些學者開始研究探討有關睡眠和夢的現象，不過在當時也只是把睡眠看做是一個哲學上的辯証、心理解析、或是對於潛意識的窺探，例如佛洛伊德所提出的「夢的解析」就是一個最明顯的例子。直至近兩個世紀之前，真正把有關「睡眠疾病」當成科學來研究者，真的少之又少，不過有些論調雖然廣泛地引起了大眾對睡眠的興趣，但同時也造成了大眾對睡眠的某些誤解。

人類睡眠時間約佔一生的四分之一到三分之一。早期，人們認為睡眠是一種介於生命與死亡之間的狀態，是一種被動性的活動，只有醒著時，人體內的器官及神經系統才會主動參與人體的活動。甚至在生理及醫學上，也把睡眠時間和清醒時間當成一個整體的兩部分，以致於研究疾病時，鮮少將睡眠障礙歸類為特殊疾病。

　　以前常將睡眠時產生的現象或疾病，歸類於玄學或哲學，這種觀念一直在十九世紀以前都未有長足長進。一直到了1875年Caton在狗的身上發現「腦波」；1929年Hans Berger發現人類在白天活動狀態有「腦波」現象；1937年Loomis發現人類在睡眠狀態下也有「腦波」，且不同的睡眠時期會有不同的腦波現象。

　　1953年，Aserinsky和Kleitman在科學雜誌（Science）發表一篇文章，發現人在睡眠當中的腦波，每隔約九十分鐘會產生一段接近第一期睡眠的特殊腦波，這段期間睡眠者的眼睛會快速移動，因此他們便將此段時間定名為「快速動眼期 Rapid-eye-movement（REM）」，人們作夢也大多發生在這段時期。這個研究發表之後，提供世人截然不同的認知，大家才開始瞭解，睡眠時，感覺及運動神經並未完全休息，甚至有許多主動性的活動會在睡眠中進行。這份研究報告也是開啟近代睡眠醫學研究的關鍵。

睡眠七大功能

一般來說，睡眠是為了讓身體獲得充分的休息。從傳統養生的觀點來看，睡眠可讓身體休養生息，因此睡眠不足常是疾病復發或惡化常見的誘因之一，尤其患有慢性肝炎和癲癇等疾病的人，最佳長期調養方法就是擁有充足的睡眠。從西方醫學來解釋睡眠功能，大致有七大主要的研究理論方向：

復原理論（Restorative theory）

睡眠可以幫助恢復體力與腦力。大腦是人類千萬種複雜身心活動的指揮中樞，清醒時忙得不可開交，睡眠的使命就是讓大腦得到休息的機會，並處理白天接受到的訊息和記憶。

睡眠不足者，容易煩躁、激動、精神萎靡、注意力渙散、記憶力減退與判斷力變差等狀況，長期缺少睡眠的人甚至會導致幻覺。睡眠充足者則精力充沛、思維敏捷、辦事效率高。這是由於睡眠狀態下，大腦耗氧量減少，同時降低腦細胞能量消耗，因此睡眠有利於保護大腦，提高腦力。

睡眠也是消除身體疲勞的主要方式。睡眠時因體溫、心跳、及血壓下降，呼吸及部分內分泌減少，基礎代謝率降低，使體力得以恢復。進一步來說，睡眠也能夠增強免疫力。許多

科學家認為，睡眠能使疲倦的機體得到休息，能增強機體產生抗體的能力，進而增強機體的抵抗力，睡眠不足會導致抵抗力下降，容易發生感染性疾病。

其實，免疫系統本身會調解睡眠，免疫細胞是一種重要的細胞，在吞噬和清除病菌過程中，會產生稱為「睡眠因子」的物質，睡眠因子能誘導睡眠，使人入睡。另外，睡眠也有助於傷口癒合並促進生長發育，這點對於兒童的生長發育尤其重要。嬰幼兒在出生後相當長的時間內，大腦會繼續發育，生長激素在熟睡後增量分泌，發育在睡眠狀態下會增快速度。因此兒童時期必須獲得充足睡眠，才能確保其生長發育。

保存能量理論（Energy conservation theory）

睡眠時人體可以減少身體能量的消耗，因為生物為了延長壽命，不能無限制地使用能量，而藉由睡眠的過程，可以讓生命體得以保存並減少能量的消耗。不過這屬於較早期的研究，從近年睡眠科學的研究實驗中發現，人類在「快速動眼期（REM）」的睡眠狀態中，也需要消耗相當多的能量，有時甚至比白天活動時所需的能量更大。不過在「非快速動眼期（NREM）」的睡眠中，的確屬於較靜止的生命狀態，所需消耗的能量也大幅減少。

適應理論（Adaptive theory）

面臨時差或陌生環境，人類可藉由睡眠的過程來調整適應新環境的能力。像是旅行到異地或搬新家時的，前幾個晚上常常不容易入眠，可是一旦可以安穩入睡，醒來之後便可以感覺對於新環境的適應能力提高了。

重整及固化記憶理論（Memory reinforcement and consolidation theory）

人體可以在睡眠過程中達到整合和修復腦部記憶的功能。最近曾有這樣的研究，將一批學生分成三組，第一組的學生在考試的前一天睡足八個小時；第二組學生則只睡四個小時；第三組學生則完全沒有睡覺。結果，隔天考試的成績顯示，第一組睡眠充足的學生考得最好，而成績最差的卻是第二組，只睡四小時的學生，因為睡眠中的「快速動眼期」被剝奪了，因此前一天所讀的記憶就不完整。從這個實驗中可以證明，充足的睡眠，可以讓人類在睡眠中將不需要的記憶過濾然後清除，也將必要的部分重整、規劃並保留，形成更長久且穩固的記憶。

健全神經網絡理論（Synaptic and Neuronal network integrity theory）

在睡眠的過程中，人體內的神經細胞及神經突觸能得以重整和修復。

◎神經細胞與神經突觸作用圖

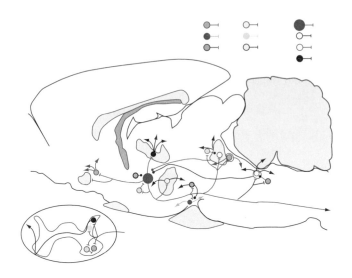

核心體溫調節功能理論（Thermoregulatory function theory）

　　睡眠中人體會自動調控體溫，進而影響如褪黑激素及腎上腺素等荷爾蒙分泌的周期。也就是說，人體藉由睡眠調節核心體溫，調整荷爾蒙的分泌，進而影響人體的免疫系統。

本能理論（Instinctive theory）

　　有一派學者認為，睡眠是所有生物，不僅是人類，甚至是動物與昆蟲的本能，其間的差別只在於需要的睡眠時間不同，所以無須探討任何睡眠功能。

睡眠周期

　　為了研究方便，可以根據腦電波和生理表現將睡眠分為不同的周期，不過實際上各個睡眠階段很難劃分出明確的界線，因為每個周期是逐漸變化、重疊交錯，且各有所側重的。

從淺睡到熟睡的睡眠周期

　　現今在許多學者的努力研究之下，才對「睡眠」有初步的瞭解。就目前所知，根據一個人腦電圖的不同特徵，與眼球是否有陣發性快速運動來辨別，可將睡眠分為兩種狀態：「快速動眼期」及「非快速動眼期」兩種狀態，而非快速動眼期又分成四期，而這四個周期也是一般人所謂從淺睡到熟睡的過程。

◎睡眠周期腦電圖

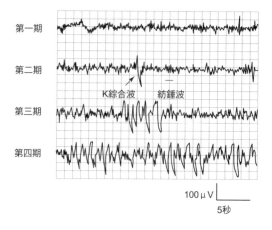

非快速動眼期（NREM）

又稱正相睡眠、慢波睡眠、同步睡眠、安靜睡眠、NREM睡眠。在這段睡眠階段，隨著睡眠程度越深，全身肌肉會越放鬆，腦波也會越慢，交感與副交感神經的活動也逐漸下降。明顯的生理徵狀包括心率及呼吸都會變慢，血壓與身體的基礎代謝也會降低，腦部溫度較醒覺時稍降低，這是因為大腦全部的血流量較醒覺時減少。此外，如果以腦電圖特徵來看，非快速動眼期的四個睡眠周期如下：

第一期：腦電波以 θ 波為主，不會出現紡錘波或K綜合波，實際上是由完全清醒至睡眠之間的過渡階段，對外界刺激的反應減弱，精神活動進入飄浮境界，思維和現實脫節。

第二期：腦電波為紡錘波與K綜合波，δ 波少於20%，實際上人已經進入了真正的睡眠，而屬於淺睡。

第三期：腦電波 δ 波占20%～50%，為中等深度睡眠。

第四期：腦電波 δ 波占50%以上，屬於深睡，不易被喚醒。

2006年，美國睡眠醫學會（AASM）重新將第三與第四期合併，統稱為慢波睡眠（Slow wave sleep）。

快速動眼期（Rem）

又稱異相睡眠、快波睡眠、去同步化睡眠、活躍睡眠、REM睡眠，還稱雷姆期現象。在整個睡眠中，快速動眼期是個

非常特殊的睡眠周期，與非快速動眼期不同的是，此時期的腦波雖然與非快速動眼期的第一期一樣快，但是身體的肌肉張力卻是所有睡眠周期中最鬆弛的。快速動眼期的交感與副交感神經活化的程度，甚至比醒著時候來得更高，其生理特徵包括血壓較高、呼吸會稍微加快或不規律、體溫與心律顯著提高。這個時候人體內的各種代謝功能都會明顯增加，所以有許多睡眠疾病，以及心臟病與中風經常發生在這一個周期。此外，產生夢境也是這個時期才會出現的狀態。

睡眠周期的不同階段

從上床就寢到開始入睡之間的時間，稱為入睡潛伏期，接著便進入第一階段；大約經過半分鐘到七、八分鐘左右，進入非快速動眼期睡眠的第二階段；大約三十到四十鐘後，便進入非快速動眼期睡眠的第三及第四階段；大約九十分鐘後，便會進入「快速動眼期睡眠（REM）」，然後進入第二次的睡眠周期。但是一般睡眠並不一定照著這個順序，有時會由第三期跳回第一期，或是由第二期直接進入第四期。以人類的睡眠來說，一整夜大約會出現四到六個睡眠周期，相互連接，周而復始。

整體而言，深睡期會逐漸縮短，而快速動眼期睡眠逐漸延長，越到後段睡眠，快速動眼期反而越長，有時甚至可達六十分鐘左右，其生理表現（眼球快速運動）和心理表現（作夢）也越

來越強烈。

　　一般年輕人在一夜的睡眠中，第一期約占5%～10%，第二期約占50%，第三期及第四期共占約20%，快速動眼期約占20%～25%。從兒童期到老年期，隨著生長、發育漸至衰老，快速動眼期睡眠和非快速動眼期睡眠第三期、第四期逐漸減少，六十歲以後基本上沒有非快速動眼期睡眠第四期，夜間醒轉的次數增加。從電腦圖中，可以看出睡眠每個過程的變化，其中還牽涉不同的睡眠深度。

　　此外，如果快速動眼期睡眠被剝奪，將降低記憶的貯存、重組、整理、學習能力與整合能力。如果非快速動眼期睡眠被剝奪，將降低免疫力、組織生長與修補的能力。

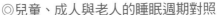

◎兒童、成人與老人的睡眠週期對照

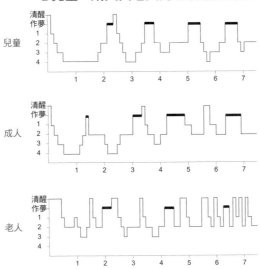

作夢的現象

關於夢，近代科學最早的研究起源於心裡研究，最經典的代表就是佛洛伊德的「夢的解析」。在世界古文明的傳統及文化中，夢一向都是相當重視的人生課題，每個民族都有一套對於夢的詮釋。

受到十九世紀西方理性主義思潮的影響，主流思想藐視「夢」的概念，甚至斥為無稽之談，直到精神分析論的開山祖佛洛依德，提出《夢的解析》一書，並指出「夢是通往潛意識的大道」，至此才改變了西方人對於夢的看法，願意正視「夢」的課題，開始以科學的態度進行夢的研究。

雖然現今學術上對於夢，並非只限於佛洛依德所提出各項議題，也非只採用佛洛依德所發展出來的解析方法，但佛洛依德這套開創性理論，無庸至疑開發了後續的研究之路，甚至被譽為是改變人類歷史的學問。

在《夢的解析》中，佛洛依德認為失去的記憶中，多數是痛苦及被壓抑的，並且被隱藏在潛意識中。夢的內涵是這些失去記憶的復現，滿足現實中實現不了和受壓抑的願望。不過，這些被壓抑的願望通常並非是直接表達於夢中，而是通過扭曲變作為象徵的形式出現，這也印證為何夢境多半是各種包羅萬象的呈現，包括幼稚的夢、幻想的夢及不合邏輯的夢。這些潛意識的活動，也都有其特殊涵義，而佛洛依德則認為夢的起因多數與性慾衝動有關。

從象徵的角度來看，佛洛依德認為夢是由「顯夢」（manifest dream-content）及「隱夢」（latent dream-thought）組成。前者是夢的表面形式，像經過扭曲與偽裝的「密碼」，以表現隱夢的內容，解釋夢的目的，以求將潛藏在內心的真實訊息釐清傳達清楚，能藉此解釋入睡者內心的渴望。

　　例如一個人對某些動物的恐懼，就可能會產生被這類動物攻擊或追逐的夢境。而且這些動物在夢境中往往會被誇張化，前者（被動物追逐）的部分就是「顯夢」，而後者（扭曲的動物形象）則為「隱夢」。從心理學的角度來看，可以就這些在腦子裡被扭曲的過程，解讀一個人內心裡真正想要傳達的訊息。

　　從醫學的角度來看，「夢」是身體或心裡某些需求反應的訊號，例如睡眠時如果膀胱內有了尿意，往往也會出現「尿急」甚至「尿床」的夢。有不少有呼吸中止症的病患，經常會出現「溺水」或是「被追趕」、「被掐脖子」的夢境，顯示身體呼吸上出現了障礙的現象。此外，許多人應該也有這樣的經驗，晚上的夢中出現白天工作或生活上的情節，例如白天工作壓力太大，晚上就可能會夢見被老闆罵等等，這些都是解釋由夢反應心事和潛意識。

　　從科學的觀點來看，Aserinsky和Kleitman在1953年所提出的理論，認為「夢」只出現在「快速動眼期」。但是近期的研究報告指出，的確大部分的夢是出現在快速動眼期，不過少部分的夢，卻會出現在「非快速動眼期」。

只是在這兩個時期所出現的夢，有明顯的差異，在快速動眼期出現的夢，多為情緒上的反應，通常複雜、怪誕不合理、甚至有點天馬行空，醒來之後大多能記得夢的內容。在非快速動眼期所做的夢，通常較理性、合理，但醒來後卻常不記得夢了些什麼。

　　至於「夢」的功能，依照目前科學的研究理論，1977年Hobson和McCarley提出作夢的過程，人類可以整合、活化腦子裡的神經網絡系統。1980年Koukkou和Lehmann認為腦子可以達到再結構及再解譯記憶部位的資料。而1983年Crick和Mitchison提出腦子會清除不必要的記憶，然後留下需要的記憶，此點也就是上述所提到的「重整及固化記憶理論」。

 ## 人體自然的生物時鐘(Circadian Clock)

　　現代人很倚賴外在「時鐘」時間過生活，其實我們的身體內有一個更重要的時鐘，就是所謂的「生物時鐘」，告訴我們什麼時候該吃飯、什麼時候該睡覺，就連身體的溫度也有一定的規律。體溫會在一個人正常的上床時間前幾個小時開始下降，在即將醒來的時候又逐漸上升。這種生物時鐘的機制又稱為「晝夜節律（circadian rhythm）」，除了影響人體嗜睡和清醒

的程度之外，也會影響人體體內其他生理活動的韻律，包括體溫、內分泌系統、離子的代謝及消化系統的機能活動等等。

雖然日常生活是以「二十四小時」的周期模式進行，但事實上在不加限制的情況下，人們內在的「生物時鐘」往往是以一天近二十五小時的周期運作。何謂不加限制的情況下呢？就是說，如果將一個人關置在一處無時間、光線，也無人通知何時應進食、睡覺的環境之下，研究發現，一個人的睡醒周期將是大於二十四小時的周期。

因為內在大於二十四小時的「生物時鐘」與外在環境給予的二十四小時是不同步，所以「生物時鐘」需要彈性地重新設定，例如不同的季節，我們會因應日光節約時間調整工作計畫表，或旅行時在行經不同時區時，必須大幅調整生物時鐘以適應時差。

人體的睡眠穩定裝置，常因工作時間或是環境產生變化，導倒生物時鐘異常的睡眠問題，例如常見於年輕人的睡睡晚起「夜貓」族、或常見於老年人過於早睡早起的「雲雀」族。當睡眠型態影響到日常生活，就必須不停校正「生物時鐘」以恢復身體正常運行。

理想的睡眠時間

　　一般人的時間規劃屬於「三八制」，一天中有三分之一的時間必須工作，三分之一的時間屬於家庭和休閒生活，另外三分之一的時間就是睡眠。以一天二十四小時來看，每個三分之一便是八個小時，但現實生活中真正能夠每天睡足八個小時的人其實不多。

　　國外曾有研究調查指出，一般人睡眠時間平均約七個半至八個小時，不過每個人對睡眠的需求量不盡相同，實不宜一概而論。根據研究報告的證據顯示，一個人究竟需要睡多久？大致受到體質或家族遺傳影響，與後天因素較無關。此外，隨著年齡的增長，需要睡眠的時間與品質也有所變化。

　　人生不同時期的睡眠時間各有不同，初生一、二周內的新生兒平均一天的總睡眠量約十七個小時，這段時期的睡眠品質與新生個體的發展成熟度有關。出生六個月後的幼兒全天的睡眠量已降為十三至十四個小時，且已有明顯白天醒、夜晚睡的作息型態。學齡前的孩童一整天的總睡眠量逐漸減少，在白天通常都會有一次小睡，此時期的白天小睡對孩童是很重要的，能避免過度亢奮，也有助於夜晚的安眠。

　　進入小學後一天的總睡眠量會減少為九至十一個小時。進

入青春期的青少年睡眠型態已近似成年人，一般中學學生一天總睡眠量為七至八小時，值得注意的是，青春期身體內部的生理時鐘運作容易向後遲緩，這也是為何有些習慣晚睡晚起的青少年每每到了午夜還無法入睡的原因之一。

　　老年人在白天會有較高的睏睡度，雖然晚上睡得較短，但其實白天小睡的次數也增多了。換句話說，老年人並不是睡眠需求減少，而是夜晚維持長睡的能力變差了。

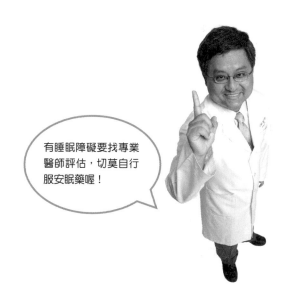

有睡眠障礙要找專業醫師評估，切莫自行服安眠藥喔！

醫學小常識　造成次發性失眠的因素

身體疾病因子	物質或藥物因子
1. 神經系統 　　阿茲海默氏症 　　夜間頭痛 　　帕金森氏症 2. 呼吸系統 　　氣喘 　　慢性阻塞性肺病變 　　因其他肺病引起之呼吸困難 3. 心臟系統 　　鬱血性心臟衰竭 　　夜間發作型心絞痛 4. 腸胃系統 　　胃食道逆流 　　腸胃潰瘍 5. 其他 　　過敏 　　慢性腎臟病 　　甲狀腺機能亢進 　　失禁（攝護腺肥大、夜尿） 　　更年期/月經週期荷爾蒙改變 　　任何原因的疼痛 　　懷孕	1. 酒精 2. 咖啡因 3. 興奮劑/自主神經作用劑 　　Amphetamines 　　Methylphenidate 　　Modafinil 　　Appetite suppressors 　　OTC decongestants: 　　　phenylephrine, Pseudoephedrine 　　Cocaine 　　Ecstasy 4. 氣管擴張劑 　　Albuterol 　　Theophylline 5. 某些抗憂鬱劑 　　Bupropion 　　Fluoxetine 6. Steroids 7. Alpha-adrenergic agents 8. 降血脂劑 9. 其他 　　Opiates 　　Diuretics （夜尿） 　　Nicotine
認知或行為因子	**情緒或精神相關因子**
1. 可能影響睡眠的睡前活動 　　使用酒精/咖啡因/尼古丁 　　大吃大喝 　　運動 　　閱讀 　　講電話 　　看電視 　　工作 　　帳務計算 2. 睡—醒周期改變 　　工作輪班 　　周末時比平日睡更多或熬夜 　　旅行時有時差 　　過度補眠 3. 其他制約因素 　　努力要入睡造成覺醒的反效果 　　（通常上床前昏沈，但躺床即醒） 　　對於睡眠的期待負向 　　清醒但仍臥床的時間太長 　　對睡眠的認知扭曲 　　「我不吃藥一定睡不著」 　　「我體內化學物質不平衡」 　　「睡不著時，應該繼續躺床休息」	1. 壓力/適應障礙 2. 精神疾病 　　情感性疾患 　　雙極性疾患（躁鬱症） 　　輕鬱症 　　重度憂鬱症 　　焦慮性疾患 　　泛焦慮症 　　強迫症 　　恐慌症（尤其夜間發作者） 　　創傷後壓力症候群 　　性格疾病 3. 注意力缺陷過動症/自閉症/ 　　其他兒童期神經精神疾患

Part 2

千奇百怪的
睡眠疾病

睡覺看來易如反掌,不就是爬上床呼呼大睡而已嗎?

但很多人做不到這麼簡單的事。

睡眠不良會造成精神無法集中、思考力降低、

免疫力低下與內分泌紊亂等問題,影響層面廣泛。

本章將告訴你什麼是正常的睡眠?

如何判斷臨床症狀?如何治療與處理?

睡眠疾病的種類

目前醫學所知的睡眠疾病已超過八十種，1990年世界睡眠醫學會，將已知的睡眠有關疾病歸納成「國際睡眠疾病分類（International Classification of Sleep Disorder/ICSD）」，共分成四大類。

第一類：睡眠障礙症（Dyssomnias）

這類病症主要是指「因睡眠的疾病而造成睡眠過多或者過少」的問題。而就已發生的原因來看，這類疾病又可分成三類：

（1）內因性——因自己體內因素造成的睡眠障礙，最有名的像是睡眠呼吸中止症候群，或是猝睡症（narcolepsy）。

（2）外因性——因外在因素造成的睡眠障礙，像睡眠衛生習慣不好，或睡眠環境不良造成的失眠。

（3）生物時鐘失調性——像時差或值班造成生物時鐘失調而引起失眠。

第二類：類睡症（Parasomnias）

此類睡眠疾病本身不會造成睡眠過多或過少，但會使病人

產生生理上的不適。其中又分成：

(1) 覺醒性疾病 (arousal disorders) ——例如夢遊 (sleepwalk) 或夜驚 (sleep terrors)，都是在睡眠當中覺醒的一種現象。

(2) 醒睡過渡期之疾病 (Sleep-Wake Transition Disorders) ——指在快睡著或快醒來時所發生的問題，例如說夢話或夜間睡著後腿部抽筋。

(3) 快速動眼期之類睡症 (Parasomnia associated with REM sleep) ——例如夢魘 (nightmares)、快速動眼期之心房暫停 (REM sleep related sinus arrest)、或快速動眼期之行為異常 (REM sleep behavior disorder)。

(4) 其他類睡症 (Other parasomnias) ——例如磨牙 (bruxism)、尿床 (sleep enuresis) 等。

第三類：因內科或精神、神經疾病而產生的睡眠障礙

有許多病人是因內科或精神、神經疾病而產生睡眠障礙。例如，有許多人會因為憂鬱症、焦慮症或慢性病纏身而導致失眠。

第四類：臆測性睡眠問題 (Proposed sleep disorder)

包含一些疾病，推想與睡眠問題有關，但仍然缺乏直接的醫學證據。例如，有不少女性會在月經周期前後、停經後或懷

孕時合併睡眠障礙，或是在睡眠當中引起喉部痙攣、嗆咳等。

2005年醫學界公佈了第二版的國際「睡眠疾病分類」（International Classification of Sleep DisorderII /ICSDII），進一步將睡眠疾病分成八大類，其中有：

第一類：失眠。

第二類：呼吸相關睡眠疾病。

第三類：中樞性的嗜睡症。

第四類：睡眠節律失調。

第五類：類睡症。

第六類：睡眠相關肢體動作疾病。

第七類：個別睡眠症狀。

第八類：其他。

不論分成多少類，整體而言都表示睡眠疾病所涵蓋的範圍甚廣，總括來說，由精神科、胸腔科、小兒科、神經內科，一直到耳鼻喉科、外科等，幾乎所有醫學專科都有機會接觸與睡眠相關的疾病。

根據長庚醫院睡眠中心許世杰醫師2006年的調查，全台灣有四分之一的人有失眠的困擾，其中高達11.5%的人是慢性失眠。近來長庚醫院睡眠中心莊立邦醫師，在全台抽樣調查了四千人，也發現51.9%會打鼾，而這其中約有2.6%有「睡眠中呼吸中止」的現象。以此推估，在台灣兩千三百萬的人口中，約有兩百五十萬人可能患有長期失眠的困擾，有一千萬人在睡

◎全台灣有各種失眠困擾的人佔四分之一，
慢性失眠者佔11.5%。

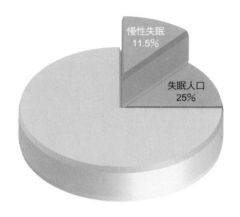

眠時會打鼾，其中更有約六十萬的人可能罹患「睡眠呼吸中止
症」。

　　長期為睡眠障礙所苦的病患往往不知道應求助哪一科，有
些失眠病患覺得失眠應該不至於需要到「精神科」求診，但是
看「神經內科」似乎也不對，或是有些有打鼾問題的病患，會
懷疑需要看胸腔科嗎？而睡眠呼吸中止的問題，又好像不該看
耳鼻喉科……就這樣，因為選錯科別及醫師，許多患者經常延
誤了病情，當然也就無法得到適當的治療。

　　睡眠醫學在美、日等國是一門專科，因睡眠醫學有專門的
理論、生理基礎及教科書和特別的訓練體系，它已經發展成一
項整合神經、精神、胸腔、內外科、甚至心理學等醫學專科，
單一學科的醫學知識，已不足以應付各種睡眠上的問題了。

睡眠疾病：**失眠**

　　根據估計，全台十個人中就有一個人有睡眠困擾，有些人必須透過精密的儀器或心理檢測才能找出問題。其實透過簡單的自我評估，可以盡早發現癥結以尋求幫助。可依照過去四星期的實際睡眠情形勾選適當的描述：

晚上即使照常入睡，早上醒來仍感到沒有精神	從來沒有	偶爾發生	經常發生	總是如此
早上起不來，會賴床				
入睡前會擔心睡不好或睡不著				
早上起得太早				
睡眠中醒來，要花30分鐘以上的時間才能入睡				
睡眠中醒來的次數超過三次				
有入睡困難的情況				
躺在床上要超過一小時才能睡著				
必須借助藥物或酒精幫助入睡				
白天工作時打瞌睡				
※上述問題若有二個以上的答案是經常發生或總是如此，就必須接受專業的睡眠問診。				

　　失眠是一個普遍且影響廣泛的問題。廣義的說，失眠泛指對睡眠之持續時間、效率、品質的不滿意與抱怨。失眠可更仔細地定義為：

　　一、 主觀抱怨睡眠不佳。

　　二、 入睡時間與半夜醒來總時間超過三十分鐘、睡眠效

率（睡眠效率=實際睡眠時數/躺床時數）低於85%。

三、 一星期中至少有三個晚上有睡眠困擾。

四、 失眠持續時間超過六個月以上。

失眠者因睡眠不佳，在白天會有疲累、情緒困擾或表現不佳等情況出現，這種睡眠障礙可能會影響社會或職業功能，甚至導致健康上的痛苦。由此可見，改善失眠這個擾人的問題是何等的重要，至於要如何才能達到有效的治療，則需要完整的臨床評估，並配合適當的個人化治療策略，才有助於選擇治療方式及提升治療的效果。

引發失眠的因素非常廣泛，不同因素之間也會相互影響，因此在評估失眠的原因時，必須以不同角度考量發生的原因。造成影響的因素有內在的個人特質（如焦慮、完美主義）、外在因素（如壓力、環境吵雜）或不當的生活習慣（如咖啡、睡眠時間不規律）等。

在進行失眠治療之前，對患者進行完整的評估是相當重要的。通常會請患者提供至少一至兩周的「睡眠日誌」或「活動腕錶」記錄，並廣泛收集相關臨床上的資料，以了解所有可能引發失眠的原因，才能進一步擬定適當的治療策略。

在開始描述如何進行專業的臨床評估及完整失眠治療之前，可以先看幾個失眠的案例，讓同樣有失眠困擾的讀者能分享這些病患走出失眠陰霾的歷程。

壓力導致生活作息不規律，伴隨入睡前的失眠焦慮

以下節錄患者放在部落格上的自白：

我在部落格的首頁上寫到「醒的時候清醒，睡的時候酣睡」。

這是我打從心裡，期許自己的承諾，我想這對這個社會很多人來說，其實很難做到。我以它為名，也成為我生活的指標、座右銘，和發自內心的渴望。

幾年前，我在電視台工作，早上要播晨間新聞還要跑新聞，同時背負做專題的壓力，隨時都有害怕漏掉新聞的恐懼，每到夜晚就輾轉難眠，不然就是噩夢連連。也因此，我開始服用鎮定劑。那時候吃的是粉紅色、橢圓形那種小顆的鎮定劑，有時候甚至一夜吞兩顆半，但是睡眠品質一樣很差。一年多之後，我發現這種鎮定劑已經完全沒效，所以我開始使用安眠藥「史帝諾斯」，這是所有安眠藥裡最輕微的一種，也是台灣醫師最常開給失眠者服用的安眠藥。這一吃，就吃了三四年，往後無論出差或出國都要帶著它！

這些幾年我一直懷疑自己得了憂鬱症，因為一到夜

晚看見床就害怕自己睡不著。我是醫師口中的shopping doctor（到處逛醫院的人），曾看過精神科、神經內科、胸腔科，但每次都是拿了史帝諾斯安眠藥回家，然後一再重覆。

今年四月，我到加拿大度假，連在飛機上過夜，都得吃史帝諾斯才能入睡。但是在加拿大那幾天，竟然是我多年以來不用靠藥物就能睡覺的少數幾天。我才知道原來我可以戒得掉！

回國之後，朋友推薦我去找一位醫師，我接受醫師的建議，上了心理師開的課程，也就是俗稱的「睡眠補習班」來改善睡眠問題。這個課程大約為期二個月，每個禮拜一堂課，我從台北搭車到林口，每次兩個小時，然後完完整整把我的睡眠情況告訴幫我上課的心理治療師。上課時勤做筆記，因為下次來還要考試，其中問題包括「睡眠是什麼？」、「導致失眠的的因素？」，總之就是讓我更了解「睡眠」，並誠實記錄自己每天的睡眠狀況。

三個月過去之後，我從一晚服用一顆半的「史帝諾斯」，變成一顆，再到半顆、四分之一顆，一直到現在，有時候可以不必服用就能入睡了。就這樣，直到幾個

月前，心理師對我說：「你畢業了！」

我真的開心地哭了出來。

在治療的過程中，心理治療師對我說：「經過我的研判，你沒有憂鬱症，也沒有任何精神上的疾病。你的失眠是因為生理時鐘失調加上壓力所造成。」頓時我真的放下了心中的大石頭。

「生理時鐘失調?」「對!你工作時間不穩定，一下子早班，一下子晚班，有時候四點起床，有時候卻又凌晨四點才睡。而且，睡眠和體質也有關係，有人天生就不容易睡得安穩，這也沒什麼，就像有些人，天生容易過敏。不過，你是因為長期生理時鐘失調，加上對自己期許太高而產生的壓力，所以才導致長期失眠。」困擾我許久的的疑惑，終於有了解答。

接下來，我把自己對抗失眠及調整生理時鐘的方法跟大家分享：

一、固定生理時鐘。不論幾點睡，每天固定同一時間起床。例如每天七點起床。

二、利用「光照治療」。起床之後，對著陽光照射半小時。光照可以調整生理時鐘。

三、每晚睡前，不論多晚上床，都要給自己一段靜下來

的時間。看看書或聽輕音樂皆可。

四、腹式呼吸放鬆法。功能與練瑜珈類似。

五、安眠藥減半，但這部分要依照醫師的指示。

六、給自己準備一本「憂愁簿」，把睡前的壓力、疑問
　　，通通記錄下來，交給這本簿子，然後別再想，趕
　　緊上床睡覺。

　　這些都是心理治療師教我的，而這些步驟，讓我擺脫吃了四年的安眠藥。當然，我現在還是偶有服用安眠藥的時候，但是沒關係，心理治療師告訴我，能夠做到這樣，就很棒了。為什麼對其他人來說，睡覺是一件再簡單不過的事，我卻必須大費周章才得以入眠？但我安慰自己別想太多，我希望跟我有同樣困擾的人，一起努力，希望每個人都能睡得好。

失眠的案例二
因生理疾病而導致入睡困擾及半夜易醒

　　民國92年有位病患因「過度換氣症候群」，不能正常作息，因此被迫離開職場，經過長時間的治療與調整，病患才能達到完全不用服藥的情形，但同時卻併發

不易入睡的現象，「那時候，每天半夜總會醒來三到五次」病患回憶說。另外，即使在白天，病患也會因為晚上睡不飽，而變得容易打瞌睡，這些狀況都很容易影響開車時的安全，當然更降低患者返回職場的條件。

之後患者不斷嚐試各種方法，但始終沒有獲得改善，所以97年便至長庚醫院睡眠中心求診，經過一個晚上的睡眠監測，醫生診斷出病患患有「睡眠呼吸中斷」及其他睡眠上的生理問題，同時卻發覺病患的睡眠品質只有60％。於是醫師給了每天晚上睡前吃0.5mg安眠藥物（Clonazepam）的處方。結果患者反應，晚上的確比較好睡，白天打瞌睡的狀態也有改善，可是偶而幾天不吃藥，還是會有睡不好的情形，同時也擔心對藥物產生依賴。

後來患者參加睡眠中心為期六周的心理師優質睡眠團體，每周兩個小時和其他的失眠患者一起學習，課程包括「睡眠機制與失眠成因」、「放鬆訓練」、「生理時鐘」、「助眠藥物」、「改變影響睡眠的信念」和「團體成效撿討與失眠再發」等。在這個團體中，大家除了自己的練習，詢問自己所面臨的問題，同時也分享別人的經驗及心得，這些內容可以協助病患發掘自身的某些盲點。

安眠藥不是不能吃，
但要注意使用方法！

　　在這次的個案中，

心理師給病患的目標是：

一、晚上十點半上床。

二、早上六點半起床。

三、進行四十五分鐘的日曬。

四、半夜如睡不著就起床，直到有睡意再上床。

五、下午三點鐘前睡午覺，且不可超過半個小時。

六、不急著減少服用安眠藥，等自己的狀況好轉一些的
　　時候，再漸進式減少藥量，先嘗試一個禮拜中一天
　　不服用，再來兩天，然後三天，最後只有感覺需要
　　時才服用。

　　最後，在「持之以恆」的執行及配合之下，大約2～
3個月的時間，病患可慢慢地十點到十二點間入睡，半夜
偶爾才有醒來的狀況，白天打瞌睡的現象也減少很多。

失眠的案例三

　　因時差而引起持續性的失眠，在專業的協助下成功
減藥

　　多年前，有位經常需要出國公差的病患來求診。當

時病患反應自己大約在七年前開始有失眠的現象，而且不斷重覆發生。失眠持續的時間大都不會超過三個月，除了失眠的狀況之外，並沒有感覺異常或精神不好。

「一直到一年前的那次失眠，」患者回憶自述：「那次因公出差到美、加、紐、澳等不同時差的地區，回國後持續了三個多月的失眠，這次失眠的現象實在過久，白天的精神明顯變差。於是我決定重新安排工作與生活的時間，並參加一周三次的瑜珈運動，希望藉此改善我的睡眠情形。可是，失眠的日子又持續了四個月，因此我開始考慮是不是該去看醫生了，但卻遲遲沒有行動，一直到我發現自己的注意力變差，才意識到問題的嚴重性。因為我是機車族，若在騎車時，經常處在晃神的狀態，那是真是太恐怖了！」

最後病患開始求診於睡眠科醫生。問診之後，醫生給了安眠藥的處方，並轉介給心理醫生輔導。經由幾次評估及了解病患的睡眠問題後，心理醫生教導病患幾個放鬆技巧如呼吸法、肌肉放鬆法，以幫助睡眠。治療過程必須配合固定的睡眠及起床時間，然後養成每周持續運動的習慣。

除了每一至二周的持續心理治療外，心理師也要

求患者把每天的作息，包括吃藥、喝茶或咖啡的時間、運動的時間、幾點睡覺、幾點起床、精神不好的時間，一一記錄。「所以那段日子，每到公司的第一件事 就是做睡眠記錄的功課，雖然麻煩，但也透過這樣規律的記錄，更了解了自己的睡眠，使症狀獲得改善！」患者回憶自述。

一開始治療，因為服用安眠藥，所以患者每天都能入睡，約經過一個多月後，開始配合醫生計劃減藥，每次調整減藥的第一天，病患就會反應睡眠狀況不好，但還是必須照計畫持續減藥。經過大概半年左右的時間，病患慢慢可以不完全依靠藥物來幫助睡眠。

失眠的定義

若以型態來分別，「失眠」可分為一、入睡困難；二、維持睡眠困難；三、提早醒來。許多失眠患者的症狀是混和型的，除了失眠之外，也有主觀抱怨睡眠品質不佳的情形，例如淺眠、多夢等，同時需排除「睡眠環境」的因素，也就是說，如果處在適合睡眠的狀態下，還是會出現以上三種症狀之一時，才可稱為「失眠」。失眠還包含主觀的體驗與白天時身心功能的影響。所謂身心功能的影響，在下列的症狀中，至少要

具備一項以上：

1. 倦怠不適。

2. 專注力及記憶力變差。

3. 社會職業功能或在校的學習表現受影響。

4. 情緒煩躁不適。

5. 白天因此嗜睡。

6. 活力與動力降低。

7. 工作或駕車時容易犯錯甚至出意外。

8. 因睡眠減少而出現如頭痛或腸胃不適的症狀。

9. 開始擔心或憂慮自己的睡眠情況。

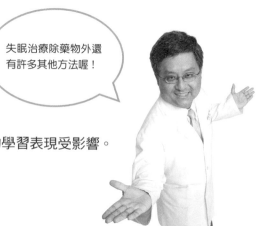

失眠治療除藥物外還有許多其他方法喔！

　　此外，依據失眠持續的時間，失眠也可分為「急性（情境性）失眠」與「慢性失眠」：

　　急性（情境型）失眠／失眠的總時間少於一個月，通常與突發的壓力事件或時差有關。

　　慢性失眠／失眠的總時間超過一個月以上。

失眠的問診與評估

　　醫師在診斷失眠時，必須評估以下資訊：

　　（1）一般資料：包括失眠症狀的發病起因、過程、頻率、持續時間及嚴重度等。

　　（2）評估睡醒周期：包含就寢及起床時間、入睡等待時間、睡眠中斷醒來次數、再入睡的等待時間、以及

清醒時的感覺與功能表現等。

（3）睡前狀況評估：睡前活動包括了看電視、閱讀、運動、吃點心等等；影響入睡等待時間長短的因素；以及輔助睡眠的方法與效果。

（4）是否有發生在睡眠中的其他障礙：包括呼吸道問題，如打呼、睡眠中呼吸中止等；動作，如不寧腿症候群、陣發性腿徐動症等；睡眠中的行為，如夜間恐慌、夢魘、頭痛、胃食道逆流等；睡眠環境，寢具、同睡者、安靜度、亮度、溫度等。

（5）白天功能評估：包括嗜睡情況（請參考Epworth嗜睡量表）；情緒障礙，如焦慮、煩躁、易怒等；認知障礙，如判斷力、思考、記憶力等。

（六）過去的治療反應與療效。

失眠的鑑別診斷

失眠診斷主要是根據病患和家人等的主訴、臨床問診、藥物或物質使用史、合併身體檢查和精神狀態檢查，以區分不同失眠的病因，如次發性失眠、原發性失眠、和其他原發性睡眠障礙所造成的失眠。另外，若以上失眠的持續時間來區分，急性失眠主要與壓力、身體病痛、環境變化等有關；但慢性失眠的的原因通常複雜且難以發現，許多慢性失眠常是多種病因混雜一起所造成。可能的鑑別診斷如下：

次發性失眠（Secondary insomnia）

1. 身體疾病引起的失眠（Insomnia due to a general medical condition）。
2. 精神疾病相關的失眠（Insomnia related to another mental disorder）。
3. 藥物引起的失眠（Drug or substance-induced insomnia）。

原發性睡眠疾病（Primary sleep disorders）所造成的失眠

以下疾病常造成病患抱怨失眠，但起因於疾病造成，因此必須治療原有的疾病才能得到改善。其中包括：

1. 睡眠周期失調（Circadian rhythm sleep disorder）。患者因內在「生物時鐘」與外在環境不同步，而造成晝夜節律失調，形成入睡困難或白天嗜睡感增加。

2. 肢體不寧症或周期性肢動症（Restless Leg Syndromes or Periodic limb movement）。肢體不寧症候群的患者在睡前靜坐或躺臥時，腿部會有強烈想動的感覺合併有不適感而影響入睡，這種感覺會因腿部動作後而減少。周期性肢動症的患者入睡後，會有陣發性肢體抽動會干擾夜間的睡眠品質，而導致睡眠缺乏恢復性，及白天嗜睡，較常發生於腿部。

3. 睡眠呼吸中止症候群（Sleep apnea syndrome）。常見的是阻塞型呼吸中止症候群，臨床症狀為打鼾合併睡不飽足感（Nonrestorative sleep）和白天易打瞌睡。

原發性失眠（Primary insomnia）

失眠至少持續一個月以上，而其失眠並非由其他的精神疾患、身體的疾病、物質藥物使用、或其他特定的睡眠疾患所引發的為原發性失眠。

此外，具有失眠的共病情形，失眠常與許多其他睡眠疾病共存，這些疾病可能是造成失眠的原因，也可能只是共存，但在治療失眠時，仍不可忽視這些共病。

失眠檢查

多頻道睡眠生理檢查（Polysomnography-PSG）

失眠患者並非例行性需要接受多頻道睡眠生理檢查；只有在懷疑有睡眠呼吸中止症候群或周期性肢動症者才需考慮此檢查。但是若患者對失眠的治療（包括藥物和非藥物治療）反應不佳時也可考慮進行檢查，找出其他生理影響因素。

睡眠活動記錄儀（請參考Part5的第175頁）

可以輔助診斷睡眠障礙的成因。主要是透過一隻小小如手錶的儀器，讓患者回家配帶，以測量活動量的方法，可間接測量在家「睡眠與清醒」的狀態，以了解患者的入眠所須時間、半夜醒來次數及時間、睡眠效率，甚至白天活動量多寡，均可透過此記錄儀得知。另外，針對晝夜節律失調的病患或追蹤治療效果時也可使用。

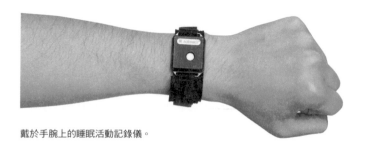
戴於手腕上的睡眠活動記錄儀。

造成慢性失眠的原因

　　慢性失眠的原因可歸納為兩大層面，生理與心理。排除掉各種身體疾病所造成的失眠之後，才會發現許多失眠成因都與心理層面有關。

3P模式

　　在此介紹一個失眠成因的3P模式，讓讀者也能試著分析造成自己慢性失眠的成因為何。

　　「前置因子」（Predisposing Factor）：容易產生失眠的個人特質每個人都有一些個人特質，這些特質會讓我們在遇到壓力事件時容易產生失眠的情形。常見的前置因子如焦慮傾向、憂鬱傾向、完美主義、情緒壓抑傾向、A型性格等；也有一些生理現象，像是極端的生理時鐘傾向、生理時鐘缺乏彈性、以及一些遺傳、家族傾向等。

「促發因子」（Precipitating Factor）：導致失眠開始發生的事件。生活中常會面臨各式各樣的壓力與變動，有些變動是讓人喜悅的，例如工作升遷、談戀愛、懷孕等；有些變動是令人憂鬱、焦慮的，例如生病、工作量增加、分手等。無論變動的結果是好是壞，這些事件都會造成心情與生活步調某種程度的變動，這些變動通常是造成失眠發生的原因。

　　「持續因子」（Perpetuating Factor）：讓失眠長時間維持下去的因素。當壓力與變動事過境遷，為什麼失眠還會持續下去呢？讓失眠持續的因素，常與一些我們誤以為可以對抗失眠，或與彌補失眠影響的行為有關，例如提早上床時間、躺在床上的時間過長、賴床、周末補眠、午睡、過度攝取咖啡因、減少身體活動量等。其他心理因素，包括過度擔心失眠的負面影響，包括影響健康、工作表現；擔心會持續性的失眠；擔心再也無法控制自己的睡眠；對睡眠不良的信念，如「每天一定要睡滿八小時才夠」、「睡不好我的人生就完蛋了」等。

　　分析失眠成因的3P模式，便可初步了解失眠的原因，也可以知道該從何著手來改善失眠。本書會提供一些簡單的概念教讀者如何調整睡眠習慣，多數人藉由簡單的調整即可改善失眠。如果調整後失眠問題依然持續，建議患者到睡眠障礙門診尋求進一步的協助與治療。

失眠的治療

　　長期慢性失眠可能導致個人白天功能缺損、因嗜睡而造成意外、影響生活品質、以及隨之增加罹患精神疾病的風險等，這些問題彰顯了及時治療的重要性。失眠的慢性化與病患的身心特質、突發或長期的壓力、或伴隨失眠而生的擔心與焦慮有關。治療的目的是去除所有可能妨礙睡眠的因素，在醫療的助眠層面上，完整的治療計畫應考慮「非藥物」及「藥物」二個層面。「藥物治療」層面上，要考慮藥物的長期依賴性，「非藥物治療」則以「認知－行為治療」為主。

　　可能合併其他睡眠障礙的患者，應轉介給睡眠專科的醫療人員進一步評估。治療方法除了考慮改善患者的失眠症狀外，亦應考慮此種療法對其日間生活功能的影響，例如長效安眠藥可能造成白天昏睡，尤其患者若必須操作精密儀器或可能影響公共安全時，則更應謹慎評估治療方式的合適性。

藥物性治療

　　目前臨床常使用的失眠治療以藥物治療為主，但使用藥物易造成生理依賴、心理依賴以及耐授性（藥愈服用愈多）問題，理論上不建議長期服用。治療失眠的理想藥物，最好必須能夠達成（1）容易導入並持續睡眠；（2）不破壞睡眠結構；（3）不影響白天功能；（4）避免藥物的耐受性及依賴性等目標。目前治療失眠的藥物，仍未達到上述理想，而且

許多常用的藥物，在療效及安全性上尚待嚴謹評估，因此臨床使用時應謹慎。

藥物治療的適用症

1. **急性失眠**：從實證的資料來看，適當的藥物治療有助於緩解急性失眠症狀，並避免患者衍生出不良的睡眠習慣及錯誤的觀念。除非患者白天有明顯的焦慮症狀，否則藥物的選擇應該以中、短效為主。

2. **慢性失眠**：由於缺乏實證資料，所以目前慢性失眠的藥物治療仍有許多歧見。即使採用藥物治療，也強調必須合併非藥物的「認知-行為治療」，並個案考慮患者的損益。

3. **次發性失眠**：次發於其他生理、精神疾病的失眠，仍以治療其原發疾病為主。若原發疾病已獲得治療而失眠症狀仍持續時，可依患者個別情況考慮施行藥物治療。

藥物治療的原則

1. 保持最低的有效劑量。
2. 配合睡眠保健原則，改正可能影響睡眠的行為及環境因子。
3. 依照患者的生活需求調整劑量。
4. 定期追蹤、評估藥物的療效及副作用。

安眠藥與鎮定劑的選擇與說明

作用於苯二氮平受體（Benzodiazepine Receptor）的安眠藥物，其短期療效與副作用固然較被接受，然因缺乏實證資料佐證，因此長期連續使用一個月以上時，必須特別小心。目前被美國食品藥物管理局（FDA）列為標示外使用（Off-Label Use），而在國內常被用來治療失眠的抗組織胺、抗憂鬱劑等之療效及副作用，尚未有定論，因此使用此類藥物時，應密切評估其效益，並適時照會專科醫師之意見，以確保病患用藥之安全。

常用於治療失眠的的藥物可分為下列兩大類：

作用於苯二氮平受體的安眠藥物（Benzodiazepine Receptor Agonists）：包括新一代非苯二氮平結構藥物（zolpidem、zopiclone、zaleplon等）以及傳統的苯二氮平藥物（benzodiazepine）。由於實證資料支持這些藥物對失眠的短期療效，且新一代非苯二氮平結構的短效藥物（如zolpidem與 zaleplon等），因較少引起日間嗜睡、認知障礙及藥物依賴等不良反應，常被建議為第一線用藥。

其他具有安眠作用之藥物：

（1）抗組織胺藥物（Antihistamines）——此類藥物之療效缺乏嚴謹的臨床研究實證。服用此類藥物時，可能在三、四天內即產生耐受性，需要服用更多藥物，並造成明顯的日間嗜睡及認知障礙，年長者使用後還可能容易引起意識混亂等症狀。

（2）抗憂鬱藥物（Antidepressants）——例如trazodone、

mirtazapine等，因具鎮靜安眠作用而常被用於治療失眠，但連續使用超過一個月以上的療效並不確定。可能引起如低血壓或是食量增加等之副作用，或與其他藥物產生交互作用，使用此類藥物需依照專科醫師指示。

（3）抗精神病藥物（Antipsychotics）──目前並無實證資料支持此類藥物可有效治療失眠，且可能引起如白天昏沈或精神呆滯之嚴重副作用，並不建議作為治療的第一線用藥。如需使用時，建議轉介專科醫師。

（4）褪黑激素（Melatonin）──褪黑激素可有效治療晝夜節律睡眠障礙，但用於失眠之治療成效、有效劑量及長期使用之安全性均不明確。

總之，安眠藥物多建議短期使用，偶而少數藥物可延長使用時間。與所有其他藥物相同，少部分病患會有副作用，包括過敏、夢遊、睡眠飲食症及其他前行性健忘之情形。但在適當及謹慎的原則下使用，安眠藥是有效及安全的。

非藥物性治療（認知行為治療）

在醫療上常使用的助眠方式，臨床上又可稱失眠之「認知－行為治療」，可以單獨或合併藥物使用。這種治療法基本上適用於所有失眠患者，不過有些失眠患者會因為心理或生理因素，必須優先考慮使用「認知－行為治療」，其中包括：

1. 不適合使用藥物治療，例如懷孕婦女、兒童、肝腎功能障礙等等。

2. 長期安眠藥物使用，已對藥物產生依賴，或準備逐步停藥者。

3. 導致失眠的促成因素來自不良的睡眠習慣與信念者。

非藥物治療的原則

　　非藥物治療有許多技巧可選用，某些治療技巧可經由簡單的口頭或書面衛教達到良好的效果，如睡眠保健教育（見Part 3）、刺激控制法。但有些治療技巧則需由睡眠專科醫療人員及臨床心理師執行，如認知治療法，或是其他助眠的放鬆技巧訓練（見Part 3）。

　　經過研究證實，「認知-行為治療」是一種安全且有效的非藥物治療方式，主要是經由睡眠專科醫師及臨床心理師以教育、行為及認知的方式，協助失眠患者除去促成其持續失眠的行為與認知因素。以下將介紹「刺激控制法」、「睡眠限制法」及「認知治療法」三種臨床上重要的「認知—行為治療」治療法。

刺激控制法（Stimulus control therapy）

　　刺激控制法又可稱為「深入的睡眠治療法」。有些人明明感覺到很疲倦、想睡覺，但是躺在床上就是睡不著；或是一

看到床就緊張，擔心自己今晚是否又睡不著。這種情形常見於慢性失眠患者，主要的原因是病患晚上躺在床上睡不著時，情緒容易緊張，越是躺在床上「努力讓自己睡著」，情緒就越焦慮、不易放鬆，越來越清醒。一旦這種狀態持續下去，身體會自然產生「床就是一個令人焦慮、緊張的情境」的連結。有這種睡眠障礙者則可考慮採用「刺激控制」，這種治療法主要是幫助失眠患者將床、臥室和睡覺、放鬆做連結，使患者消除焦慮、睡不著的連結。治療時患者必須配合遵守下列原則：

1. 只有想睡覺的時候才可以躺在床上。
2. 在床上除了睡覺以外，不要從事其他與睡覺無關的行為（性行為除外）。
3. 如果躺在床上二十分鐘還無法入睡的話，請離開床並到其他地方，從事靜態放鬆的活動，直到有睡意才可再回到床上。
4. 不管晚上睡了多久，請在固定的時間起床，養成身體一致的睡眠規律。
5. 白天不可以午睡。

　　一旦身體能重新學習「臥室」與「放鬆」的連結，則失眠問題就能得到顯著的改善。

睡眠限制法（Sleep restriction）

　　有些人躺在床上很久，但真正睡著的時間卻不長，針對如此睡眠效率不佳的情形，可以考慮使用「睡眠限制」。藉由限

制患者躺在床上的時間，增加進入睡眠的時間比率，也就是提升其睡眠效率。

　　做法是先根據患者所記錄的睡眠日誌，評估最有效率的睡眠所需時數。當患者在此時段能夠達到一定的效率後，再逐步增加躺床的時數，同時繼續監控且維持其睡眠效率。一開始，患者可能會因睡眠限制療法感到睡眠被剝奪，但此剝奪行為反而有助於睡眠。「睡眠限制法」的實際作法如下：

1. 持續記錄睡眠日誌（請參考Part 5的「睡眠檢查」）。

2. 由睡眠日記中計算平均每晚「實際睡眠總時數」及「睡眠效率」（實際睡眠總時數/躺床總時數×100％）。

3. 縮短躺床時數以符合「實際睡眠總時數」，可以上周平均每晚「實際睡眠總時數」為本周每晚可躺床時間，但要固定起床時間（設定最低躺床時間為四個半小時）。

4. 每五至七天調整躺床時數。如果這周平均每晚的睡眠效率超過90％以上，則下周可增加15～30分鐘躺床時間；如果這周平均每晚的睡眠效率低於80％以下，則下周要減少15～30分鐘躺床時間；如果這周平均每晚的睡眠效率在80％～90％之間，下周則需延續本周每晚的躺床時間。

5. 一直持續以上方法調整睡眠的躺床時間，以找到最合適自己的躺床時間及最佳效率。

認知治療（Cognitive therapy）

　　認知治療最重要的目標是改善患者的想法，讓患者從覺得「自己是受害者」的態度，轉變為自己有能力對抗失眠問題。認知治療法主要有下列兩種：

1. 矛盾意向法（Paradoxical intention）：這個方法主要是告知患者在躺床入睡時產生一個相反的意念，讓自己盡量維持清醒，但不可以亂動或從事其他行為來維持清醒，主要作用是降低患者睡不著的焦慮。因為這些飽受失眠困擾的人，總是用盡一切方法想讓自己睡著，卻一點效果有沒有，因此與其用盡力氣想辦法讓自己睡著，倒不如保持清醒。對失眠者而言，這應該是比「用力」讓自己睡著容易多了，此方法可以幫助解決過度在意或擔心睡眠問題的心態。

2. 認知重建（Cognitive reconstruction）：失眠患者往往會擔心失眠帶來的影響，這可能會讓焦慮的情形更加嚴重，進而干擾睡眠。一般常見與失眠相關的不合理信念，如失眠會導致免疫力下降、我已經失去睡覺的能力、我每天一定要睡八小時……等。

　　「認知重建療法」主要是和患者一起討論他自己的睡眠問題與想法，先從過去的經驗找出患者不合理的信念，同時找出這些思想如何影響睡眠，目的在專業人員的協助下改變患者的不合理想法及錯誤的信念，進而改善失眠問題。一般說來，只要持續這種「認知重建療法」就會有所改善，至少不會再被不合理的信念及思想困擾。這種認知治療技巧過去二十年來已經

廣泛地被用在憂鬱症、焦慮症等各種情緒障礙上，而且已經證明非常有效。

常用非藥物治療的選擇與說明

1. 一般而言，治療常會採用合併的取向。常見的治療方式是由教育性質、行為技術、認知治療法中，選用當中一些治療方式來做合併的治療。
2. 合併的治療對失眠的療效顯著，限眠療法與刺激控制法合併認知重建與放鬆技術，其治療的效果最大。

   註：以上資料部份摘自台灣睡眠醫學學會「失眠問診指引」。

 睡眠疾病：打鼾

　　明明已經很想睡覺了，耳邊卻不斷傳來節奏性的鼾聲，是一件非常困擾的事。如果每晚都生活在與鼾聲搏鬥的困境中，不僅嚴重影響睡眠品質，還會讓神經衰弱，嚴重者甚至會影響伴侶間的和諧關係。根據英國Britons研究機構統計資料顯示，全英國離婚的怨偶中，就有25%肇因於無法忍受另一半打鼾。

　　一般人以為「鼾聲如雷」就等於睡眠很沉、很好，這其實是錯誤的觀念。當一個人「呼呼」大睡時，響亮的鼾聲可能代

表睡眠呼吸發生問題的一種警兆,「打鼾」表示氣道未完全打開,而鼾聲主要來自空氣經過狹窄氣道所發出的聲音。大約百分之十到三十的成年人打鼾,根據長庚醫院睡眠中心莊立邦醫生的統計,台灣年齡介於十五歲到七十歲之間的人口中,有51.9%的人會打鼾,其中大部分沒有嚴重的後遺症,不過約有5%的人(大多是體重超重的中年男性)其響亮的鼾聲,往往就是一種致命疾病的首要症狀——阻塞性睡眠呼吸中止症(Obstructive Sleep Apnea Syndrome)。

針對國人的打鼾問題,長庚睡眠中心研究發現,慣性打鼾者罹患心臟病的機會是沒有打鼾者的四倍。報告的調查對象是四百位進行健康檢查的民眾,年紀由二十二歲到八十六歲,結果發現86%的男性及66%的女性有打鼾的習慣,其中每天都打鼾的男性比例高達34%,而女性也有14%。此外,體重越重、身體質量指數越高或年紀越大的人,打鼾的機率也越高。

◎台灣男女性打鼾問題比例

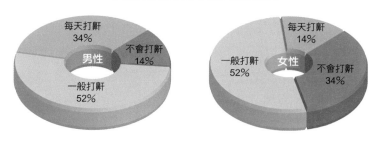

每天打鼾 34%
不會打鼾 14%
男性
一般打鼾 52%

每天打鼾 14%
一般打鼾 52%
女性
不會打鼾 34%

打鼾有什麼危險性呢？根據這項研究發現，每天打鼾的人，31%會產生高血壓，是正常人的三倍。11%的人會合併心臟病，是正常人的四倍以上。其他有心肌梗塞、氣喘、慢性肺病、及過敏性鼻炎等疾病的機會都比不打鼾的人高。

　　除此之外，打鼾更影響生活品質，根據長庚醫院睡眠中心另一項研究顯示，打鼾的人在一般健康狀況、社交功能、活力、情緒角色功能及心理健康上比一般人要差，這些人也明顯地較為嗜睡，因此而導致的工安意外，車禍更是層出不窮。

　　長庚醫院睡眠中心最近就有病患因多次車禍而被法官判刑。因為打鼾所引起的嗜睡會導致的工作表現不佳、生產力下降更是無法估計。另有醫學報導指出，打鼾者相對於非打鼾者，有較高的心肌梗塞盛行率，而且與夜間心絞痛、猝死有極大的關聯。

　　每年因打鼾造成的睡眠呼吸中止症花費許多的醫療資源，在美國每年光睡眠檢查就需要三億美金的費用；因打鼾嗜睡引起的車禍，一年造成一百二十億美金的財產損失。

鼾聲的防治

　　針對不同程度的打鼾，有不同的因應策略，此處的防治是針對單純性的打鼾。（若合併呼吸中止症，治療方法請見下一章。）

改變生活習慣

1. 戒酒及少服用中樞神經抑制劑：這類的藥物會降低咽肌肉張力，使呼吸道狹窄以致完全阻塞，抑制覺醒反應，延長呼吸中止的時間。改變這些習慣即可改善打鼾的情形。

2. 減重及運動：減肥可以說是治療打鼾的第一步。運動可以減重，進而降低鼾聲，不過目前尚未研究出特別訓練上呼吸道肌肉的運動方式。

3. 改變睡姿：睡覺時由仰臥改為側臥可以減輕呼吸道阻塞，這是因為仰睡時如處於REM睡眠期，重力和舌肌張力降低，容易阻塞呼吸道。某些人只有在平躺時才會有打鼾，可以將枕頭放在背後，或縫一個網球在睡衣背後，有助於保持側睡。

4. 戒煙：戒煙可以減少喉部黏膜發炎、腫脹，改善上呼吸道狹窄的狀況以減低鼾聲。

5. 使用減輕鼻塞的藥物：鼻擴張劑或一些類似的裝置，可以用來擴張鼻子通道，可能可以減輕打鼾或睡眠呼吸中止症的嚴重度。這類藥物通常只能改善鼻部氣流的流通性，無法解決嚴重的打鼾或明顯的睡眠呼吸中止。

手術療法

　　經過醫師評估之後，必要時就要採行手術治療法，由於個案的個別狀況不同，手術方式視個案病情而定。目前臨床上常用的手術方法如下：

1. **雷射手術**：以雷射燒除口咽多餘的黏膜和黏膜下組織，可以使呼吸的雜音變小，治療打鼾的效果可達九成，但是嚴重睡眠呼吸中止症並不適用。雷射手術可在門診進行，需局部麻醉，疼痛感約持續一到二周，有健保給付。

2. **懸壅顎咽成型術**：以手術方式去除軟顎及懸壅和咽部後及外側，包括扁桃腺之部分或全部組織，可擴大口咽以減輕阻塞的程度。根據臨床統計，約有八成的成效，對睡眠呼吸中止症的治療效果約可達六成。這項手術需要全身麻醉，必須住院約四到五天，有健保給付。但是根據一些研究顯示，在一段時間後病患可能復發打鼾的情形。

3. **微波整形手術**：使用微波能量，使用一支針插入軟顎及懸壅和咽部後及外側，放射足夠的微波能量以消除蛋白質縮小軟顎及懸壅體積，效果比雷射差但較不痛。

4. **軟顎置入物**：許多科學家及醫師嘗試在軟顎及舌根放入各種材質的置入物，以加強軟組織的強度，對治療打鼾大多有成效，但其舒適性及併發症常影響此項手術的推廣。

　　以上手術是針對單純性打鼾，效果不錯，但是有幾點必須要注意：

‧若病患合併睡眠呼吸中止症時，則效果不佳。

‧有復發的可能性。

‧若未針對造成打鼾的位置治療，可能沒效。

口腔矯正器

也就是俗稱的「牙套」，目前有數十種口腔矯正器，對打鼾的治療效果可達六到九成，對輕中度睡眠呼吸中止症有一定的效果，但是不適用於嚴重睡眠呼吸中止症。

藥物治療

目前並沒有可以改善打鼾及睡眠呼吸中止症的特效藥。但是如前面所述，某些針對鼻部的治療，也有減少打鼾的效果。

止鼾用品

市面上有一些止鼾枕或止鼾器具，這類產品對於單純、非病理性的打鼾可達到一些效果，輕度症狀者可嘗試。但這類產品無法改善病理性的問題，建議嚴重症狀者最好還是尋求醫師協助。

打鼾到睡眠呼吸中止

打鼾最大的困擾是「鼾聲」，鼾聲是怎麼來的呢？打鼾的形成是由於上呼吸道管腔（鼻腔、鼻咽、口咽、下咽及喉腔）在睡眠狀態下，因某些解剖構造異常，加上呼吸道軟組織鬆塌，使進入呼吸道的氣流負壓提高，阻力上升，造成上呼吸道管腔狹窄。當呼吸氣流經過狹窄的管腔時產生的亂流震動上呼吸道周邊的軟組織，於是產生不悅耳的鼾聲。若是上呼吸道管腔更狹

窄，就容易完全阻塞上呼吸道，造成嚴重的睡眠呼吸中止症。

此外，人體解剖構造上的異常，像是鼻中膈彎曲、鼻甲肥厚（過敏性鼻炎者常見）、呼吸道管腔狹窄、扁桃腺肥大、腺樣體肥大、舌頭大、下巴短或先天性顱顏異常，以及因老化致使呼吸道肌肉黏膜失去原有彈性，會因軟顎震動而發出聲音。還有睡前飲酒過量或服用鎮靜藥物、疲勞過度、肥胖等，都會發生打鼾的現象。

單純性打鼾或偶爾因疲累打鼾的情形，不至於影響健康，但如果打鼾原因是「睡眠呼吸中止症候群」，可就要注意了，因睡眠呼吸中止症而衍生的諸多些心血管疾病已獲得醫學研究證實，具有致命的危險。

單純性打鼾大多沒有嚴重的併發症，也不一定需要治療，需要治療的原因多是社交上的需求，但是如果嚴重到引起睡眠呼吸中止症，就需要接受治療了。

打鼾的人怎麼知道自己合併有睡眠呼吸中止症呢？呼吸中止症通常要經由「睡眠檢查」才能確認，在此提供自我檢查的原則。根據加拿大睡眠學會的建議，有大聲且習慣性的打鼾，且合併以下任何一種情形者，就必須進行睡眠檢查，經過檢查之後，如果發現以下有睡眠呼吸中止症的現象，就應該及早治療：

‧被親友觀察到有睡眠呼吸中止的現象。

‧嗜睡。

‧同時有高血壓、心臟病或中風等併發症。

睡眠疾病：**阻塞性睡眠呼吸中止症**

「呼吸中止（Apnea）」是指口鼻的呼吸停止超過10秒鐘以上，而「阻塞型睡眠呼吸中止症」是指在「睡眠」當中，上呼吸道「重複」發生阻塞，使口鼻的呼吸氣流減少或停止10秒鐘以上，有時會合併有缺氧或醒覺（Arousal）。

呼吸中止症雖有定義，但數年來，各派睡眠醫學家持有不同的看法，目前較一致的共識是，呼吸中止（Apnea）是口鼻的呼吸停止（一說潮氣容積20%以下）超過10秒鐘以上。

呼吸不足（Hypopnea）是指呼吸的潮氣容積（Tidal volume）降低50%（一說70%）以上，有的定義必須再加上有缺氧4%以上或醒覺；而睡眠呼吸中止指數（呼吸干擾指數）（Apnea Hypopnea Index or Respiratory Disturbance Index）則是指每小時的睡眠當中，呼吸中止（Apnea）加上呼吸不足（Hypopnea）的次數。

當此干擾指數（RDI）大於5以上，就有睡眠呼吸中止症，目前根據美國睡眠醫學會的定義，呼吸干擾指數（RDI）在5到15之間是輕度，15到30之間是中度，30以上是重度。

睡眠呼吸中止類型有以下三種：

（一）**中樞型**：與腦部或心臟有關，在睡眠狀態下，因呼吸中樞無法發出呼吸訊息，造成橫膈膜沒有任何呼

吸動作而呼吸中止。

（二）**阻塞型**：與構造有關，在睡眠狀態下，因上呼吸道
　　　阻塞，即使有換氣的動作，但氣流無法通過上呼吸
　　　道而呼吸中止量仍不足。

（三）**混合型**：在睡眠狀態下，先以中樞型表現，而後混
　　　合阻塞型的呼吸中止表現，這一型的呼吸中止其實
　　　也是阻塞型的一種。

可以透過觀察患者的症狀，判斷一個人是否有睡眠呼吸中
止症。患者在任何狀態下，睡覺一定會打鼾，而且鼾聲奇特，
呈現不規律的呼吸聲，例如鼾聲會突然停住約10秒以上至1分鐘
，然後突然再發出很大一聲鼾聲，當這種情形重複發生的話，
極有可能已經罹患呼吸中止的症狀。這類患者白天精神不好，
睡醒後還容易覺得累。

阻塞性睡眠呼吸中止症的案例

美國政府近年指出，因打鼾、睡眠呼吸暫停、嗜睡
症等睡眠疾病引起的車禍，是除了酒精以外車禍死亡的
第一大原因。當台灣各大縣市雷厲風行地取締酒醉駕車
時，大家其實忽略酒精之外的另一種殺手。1999年有一
篇文章在著名的新英格蘭雜誌發表，針對打鼾病人造成

公共危險的研究，喚起歐美各國的重視，內容針對102位高速公路上發生車禍受傷的駕駛人進行睡眠檢查，並且與同一地區居民發生車禍的比例比較，結果赫然發現打鼾的人車禍比例遠高於正常人6倍以上。但不是每個打鼾的人都有這麼高的危險性，主要還是要先檢查確定是否有合併睡眠呼吸中止症，打鼾的人發生呼吸暫停的機率約是百分之十到二十，若是他們的呼吸暫停指數高於10，就是所謂的高危險群。

我在台灣看到一些職業駕駛人患有睡眠呼吸中止症，即使曾經發生車禍事故，仍然可以開著計程車、公車、甚至砂石車到處橫行。相反的，美國警察或法官可以要求車禍駕駛人到睡眠中心接受檢查，以確定他們是否患有睡眠呼吸中止症，並執行治療。

在加州，當醫師發現病人有嚴重的打鼾合併睡眠呼吸中止症時，醫師有權力也有義務通知監理處吊銷他們的駕駛執照，許多人甚至因為不能開車而失去他們的工作。

目前台灣兩千三百萬人口當中，至少有四十萬到一百萬人有打鼾合併睡眠呼吸中止症，已經診斷並得到適當治療的，估計絕對不會超過三千人。這個數字不禁令人冷汗直冒，下次當你知道親朋好友會打鼾卻還沒有檢查及治療之前，開車時最好

離他遠一點。或許，在宣傳喝酒不開車，開車不喝酒之後，下一步該請大家建立起「愛睏不開車，打鼾要檢查」的觀念了。

打鼾不只是擾人清夢的噪音問題，病態性的打鼾更可能危及性命，所以生活在一起的家人朋友，平時就應互相觀察彼此的睡眠呼聲及精神狀態，發現異常應立即就醫。

造成阻塞性睡眠呼吸中止的原因

人睡著後，原先固定及撐開喉部的肌肉會鬆弛下來，造成喉部輕微狹窄，這種狹窄是對大多數人來說影響不大，但是對阻塞性睡眠呼吸中止症的病人而言，卻會造成呼吸困難。就好像用一隻軟而潮濕的吸管呼吸，此時腦部會感應到呼吸困難，於是命令身體努力地呼吸，因而造成短暫的甦醒，以打開及固定喉部。

一旦醒來，打開了喉部，呼吸用力的程度就會降低，呼吸用力程度回到正常，病人又可以入睡，於是喉部又開始鬆弛縮小，呼吸用力的程度又增加，睡眠又被打斷而醒來。這種惡性循環每晚會打斷睡眠數百次以上，大部分的呼吸中斷及甦醒的時間都很短，病患自己幾乎沒有知覺。具有呼吸暫停、睡眠中斷等症狀，就叫做阻塞性睡眠呼吸中止症（Obstructive Sleep Apnea Syndrome）。

◎正常睡眠呼吸與睡眠呼吸中止對照圖

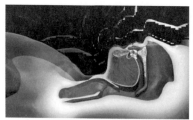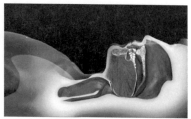

正常睡眠呼吸　　　　　　　　　　睡眠呼吸中止

　　阻塞性睡眠呼吸中止症的原因，具有以下危險因子的人最易患有睡眠呼吸中止症，有時這些原因會同時存在。

1. **男性**：根據統計，男性罹病的機率是女性的二到八倍，但當女性到達更年期之後，其罹患的機率會上升到與男性一樣高。

2. **年紀**：四十歲後機率會逐漸上升，六十歲達到高峰期。

3. **肥胖**：身體質量指數（body mass index, BMI）與睡眠呼吸干擾指數呈正相關。適度減肥對過於肥胖的病人來說，能明顯減少呼吸中止的次數。體重減少1%，呼吸中止的次數可以減少3%，相對地，體重增加1%，睡眠呼吸中止的次數就增加3%。

4. **頸圍**：男性頸圍大於43公分（17英吋），女性大於38公分（15英吋）者較易罹病。不過此項數字是以西方人為主的統計，台灣目前尚無相關資料。

5. **扁桃腺肥大**（tonsillar hypertrophy）。

6. **鼻中隔彎曲**（nasal septal deviation）。

7. **下顎後縮**（retrognathia）**或下顎過小**（micrognathia）。

8. **特殊基因疾病**：例如Treacher Collins（崔撒柯林症候群），Down syndrome（唐氏症），Aperts syndrome（阿柏式症），achondrophasia（軟骨發育不全），及prada-willi syndrome（小胖威利）等。

9. **內分泌疾病**：如甲狀腺功能低下，肢端肥大症。

10. **使用藥物**：酒精、安眠藥、和鎮靜劑若在睡前使用，會降低肌肉張力，使喉部更容易塌陷。某些阻塞性睡眠呼吸中止症的病患，使用安眠藥後可能會睡得更差。

阻塞型睡眠呼吸中止症的症狀

1. **打鼾**：打鼾是阻塞型睡眠呼吸中止症的主要症狀，這類病患每天都會打鼾，不論任何睡姿都會，稱之為習慣性打鼾（habitual Snore）。這種人的鼾聲通常不太規律，會忽大忽小，間斷十數秒鐘後會有一個猛爆型的鼾聲出現。不是每個打鼾的人都有阻塞型睡眠呼吸中止症，比例約為二成左右。

2. **白天嗜睡**：許多病患會抱怨白天嗜睡，甚至影響到工作，不管何時，只要一坐下就睡著，甚至開車到路口等個紅綠燈也會睡著。但是某些重度睡眠呼吸中止症的患者，沒有出現嗜睡的症狀。我個人診斷的經驗發現，很多人不認為自己有嗜睡傾向，但有看電視看到睡著或是因為靠咖啡及茶等東西提神的情形，醫師在詢問症狀時一定要小心。

3. **夜間嗆咳或喘息**：有一些病患在睡到一半時會被口水嗆到或驚醒而喘息。

4. **夜間多尿**：較嚴重的病人，夜間需要起床3到4次，有些還會被泌尿科醫師當作攝護腺肥大，多尿的原因可能是因為夜間缺氧造成抗利尿激素（ADH）分泌減少。

5. **性慾下降**：由於睡眠品質不佳，缺氧或因為快速動眼期的減少，使病患的性慾下降。男性陽萎、女性則會月經失調。

6. **其他**：睡不飽、頭痛、記憶力下降、脾氣暴躁等都常常是家屬抱怨的症狀，但是病患自己常常沒有自覺。

　　這些問題經常是在數年間慢慢產生，某些症狀會被忽略。家庭成員、老板、或同事可能會首先注意到病人有嗜睡、情緒或行為上的改變，若發現身邊的人有這些症狀，應該鼓勵他們就醫。

阻塞型睡眠呼吸中止症的診斷

睡眠檢查

　　睡眠多項生理監測儀（polysomnography）是診斷睡眠呼吸中止症的黃金準則（Gold Standard）。目前要確立睡眠呼吸中止症的檢查法要靠「睡眠多項生理監測儀（polysomnography-PSG）」，內容結合了腦波（EEG）、眼動圖（EOG）、肌電圖（EMG）、心電圖（EKG）、口鼻呼吸氣流（Nasal/oral air flow）、胸腹呼吸動作（Respiratory movement）、麥克風、脈衝式血氧濃度偵測儀

（Pulse oximetry），以及依據個別需求加裝其他儀器，如完整的腦波圖、食道酸鹼測試（Ph meter）、經鼻持續陽壓呼吸輔助器（Nasal CPAP）、尿動力學測量（URODynamic）、食道胸腔壓力測量（esophageal pressure, Pes）、吐氣二氧化碳檢測（Pet CO_2）、其他部位之肌電圖（Rt Lt Tibial, Arms, Masseter, Diaphragm）等等。

　　將病患整夜的訊號記錄在電腦內，第二天進行分析，以30秒為一單位（Epoch），分析睡眠的深度及其中發生的事件（Events），如呼吸中斷、醒覺（arousal）、肢動（limbs movement）等。整夜至少記錄6小時，完整的分析報告約有720頁，可見這是一項多麼費時費力的檢查。

其他輔助性的檢查方式

1. **問卷**：包括打鼾問卷（Snore Outcome Survey）及嗜睡問卷（Epwerth Sleepiness Scale），可以幫忙了解病患症狀的嚴重程度，但準確度不高，其分數高低雖與呼吸干擾指數有線性相關，解釋程度約只有兩到三成。

2. **側顱X光（Ceptalometry）、斷層掃描（CT）、或核磁共振（MRI）**：側顱X光可以幫助了解病患的上呼吸道顱顏骨是否異常？可清楚測出骨骼的相對位置，不易正確評估軟組織及左右的相關位置。三度空間的CT，可以清楚地顯示出病患上呼吸道空間及軟組織的大小及關係，但是價格昂貴。目前快速的MRI每秒可以至少掃過一次，而且沒有放射線的困擾，少數

單位用來測量睡著之後的上呼吸道大小，但同樣價格昂貴，通常只適用在研究，無法廣泛被應用。

3. **喉鏡**：加上一種特別的手法（muller maneuver捏著鼻子用力吸氣）可以看到喉部的塌陷情形（collapsibility）。有些學者使用於觀察入睡患者的喉部阻塞情形，但仍僅限於研究性質。

4. **經皮血氧監測器**（pulse oximeter）：可於夜間監測病患缺氧的情形，如使用良好的條件篩選，可找出嚴重的睡眠呼吸中止症病患，但準確性（specificity）不高，亦即當它顯示正常仍無法排除罹病。

阻塞型睡眠呼吸中止症的治療

一般性治療

針對睡眠呼吸中止症，以下一般性的治療，效果不佳，僅對輕度患者有幫助，與治療打鼾的方法大同小異。

1. **維持理想體重**：一位200磅的人（其理想體重應該約165磅）縱使只減了20磅，也可以使他睡眠時呼吸順暢，使睡眠比較有效率，並減少白天嗜睡的情況。

2. **睡前四小時避免喝酒**：酒精會抑制呼吸，使睡著後呼吸中止的情形更頻繁、嚴重。酒精會使原先只是單純打鼾的人變成呼吸中止症。

3. **避免服用安眠藥**：安眠藥會抑制呼吸，降低喉部肌肉反射，使睡眠呼吸中止症更嚴重。某些情形可能是例外，例如某些

不是因呼吸中止而失眠醒來的病人。患有呼吸中止並需使用安眠藥的人,應該詢問照護醫師。

4. **側睡**:某些人只有在平躺時才會有呼吸中止。將枕頭放在背後,或縫一個網球在睡衣背後,可以幫忙保持側睡。

5. **減輕鼻塞的藥物可能也可以減輕打鼾或睡眠呼吸中止症的嚴重度**:鼻擴張劑,及一些類似的裝置,可以用來擴張鼻子通道,減少打鼾。通常,只改善鼻部氣流的流通性,無法解決嚴重的打鼾或明顯的睡眠呼吸暫停。

特殊治療

1. **正壓呼吸器**(positive airway pressure):這是一種高度有效的治療,睡覺時在鼻部戴上一個很輕的罩子,由空氣加壓器打出的空氣經由鼻腔進入喉部。經過加壓的空氣可使喉部張開,維持正常的睡眠和呼吸,大約百分之六十到七十的人可以一直使用正壓呼吸器,其餘的人可能會覺得戴著面罩睡覺會有不適感。

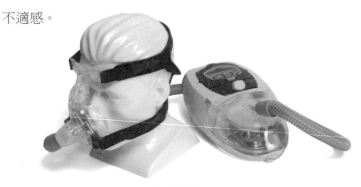

正壓呼吸器

正壓呼吸器是睡眠呼吸中止症最有效的標準治療方式，據統計其治療效果可以達到95%。美國使用普遍，國人由於不習慣睡覺時在鼻上掛著東西，普遍接受度不高。效果雖好，但必須長期使用，只要停止使用就無效果，費用也不便宜，有固定式（3萬多元左右）及自動可調式（6萬多元左右）兩種。

其治療原理是利用持續性正壓撐開狹窄阻塞的呼吸道，將空氣平順地送入肺部，改善病人呼吸困難及呼吸中止的情形，並減輕缺氧現象。

正壓呼吸器有不同的型式，有些會感應吸氣和吐氣的不同而調整壓力，有些則可以感應到打鼾或喉部狹窄而調整壓力，這些新增的功能主要是為了改善舒適性。一般而言，這些新型的機器和原先標準型的機器都一樣有效。

正壓呼吸器常見的不適及併發症：鼻塞、鼻黏膜腫脹、流鼻血、鼻竇不適、口乾。缺點有面罩漏氣、機器噪音、眼睛酸乾或發紅、因面罩或帶子引起皮膚刺激、空氣過多、腹漲、胸痛，但大多不嚴重，矯正後可獲得改善。

2. **口腔矯正器**：某些睡眠呼吸中止症的病人，可以藉由此裝置將下顎舌頭及軟顎向前拉，以打開呼吸道。輕度或中度睡眠呼吸中止症的病人或許可以經由此治療改善，但是嚴重的病人通常都沒效。有些人使用後會抱怨口水過多、下顎痛、牙齒鬆動。二側鼻部完全阻塞的病人不可以使用。

3. **手術治療**：某些生理狀況造成的睡眠呼吸困難，可以以手術

的方法矯正。這些生理上的問題包括，口腔扁桃腺或鼻扁桃腺肥大（在常見於孩童）、鼻息肉或鼻部腫瘤、鼻中隔彎曲、或某些不常見的下巴或軟顎問題。單純只以鼻部手術改善鼻子阻塞來治療打鼾及睡眠呼吸中止症，效果不佳，但是鼻部手術常是以手術治療睡眠呼吸中止症整體計劃的一環。

（1）**懸壅顎咽成型術／UPPP**，醫師會移除喉部在睡眠時阻塞氣道的喉部多餘組織。研究顯示，約有一半的睡眠呼吸中止症病人受益，但有復發的可能性。有一些病人會產生說話有鼻音、喝水時逆流入鼻部等後遺症。

（2）**雷射，叫LAUP**，對睡眠呼吸中止症較無效，但對打鼾有效。微波整形手術（somnoplasty）是一種新的技術，使用微波能量，同樣對治療打鼾比較有效。

（3）**其他手術方法**：主要在增加舌根喉部大小，包括**下頦骨前置術**（mandible advancement）及**上下頦骨前置術**（bimaxilla advancement）這些方法需要動到臉部及下巴的骨頭。仔細篩選後這些方法比懸壅顎咽成型術有效，但危險性也較高。

（4）某些極端的病例可能需要氣管切開術來治療，這個手術需要在氣管開一個開口，置入一根管子，白天清醒時將開口關閉，可以由口鼻正常說話及呼吸，睡覺時則把管子打開，空氣可以經此直接進入肺部。

4. **氧氣治療**：給予氧氣並非治療睡眠呼吸中止症的方法。氧氣可以外接在正壓呼吸器的上面，藉以改善某些原來就有心肺疾病患者的低血氧狀態。

5. **藥物治療**：睡眠呼吸中止症無法靠藥物改善，只有很輕度的病人能藉由特定藥物改善。

阻塞型睡眠呼吸中止症的的併發症

睡眠呼吸中止症是所有睡眠疾病中，併發症最多且影響最大的疾病。歸納一下，睡眠呼吸中止的併發症，大致如下：

神經精神症及行為失調

由於患者睡眠常常中斷，導致睡眠不足，早上醒來時會強烈頭痛，因而有喪失深度睡眠、睡眠型態呈片段形式白天嗜睡、智力下降、記憶力減退、陽萎、人格改變、判斷力變差、大腦功能失常等情形。認知能力隨著呼吸中止次數的增加而成反比，還有部分的病人出現反應變慢、警覺性變差，嚴重者會出現情感及情緒的改變。

心臟血管呼吸方面的影響

1. **高血壓**：由於睡眠時發生呼吸中止，造成氧氣下降、二氧化碳蓄積，使得肺部血管及系統性血管收縮，導致產生肺動脈高壓及高血壓。據統計，在睡眠呼吸中止症的患者中，約有

40%出現日間高血壓，特別是在小於五十歲的年輕病患和高血壓之間有強烈的關係。睡眠呼吸中止患者罹患高血壓、缺血性心臟病及腦血管病變的比例，分別是正常人的二倍到四倍，甚至六倍以上。

2. **心臟衰竭**：長期的睡眠呼吸中止會出現右心室衰竭，加重心臟衰竭病人的病情。有些研究則顯示，沒有肥胖或高血壓的病人，卻出現左心室肥大的情形，可能是因為睡眠呼吸中止的通氣阻礙所造成的。

3. **心律不整**：患者在睡眠呼吸中止階段有心律減緩的現象，心跳速度下降至30至50下，等氣流恢復後，心跳則升至90至120下。有些患者甚至會出現異位性心跳、危險性的心律過速，甚至會導致猝死。

4. **中風**：睡眠呼吸中止症和中風互為因果的關係，睡眠呼吸中止症患者發生中風的風險增高二十倍，在中風發生之後的三個半月至半年間，呼吸中止的症狀也會變得更嚴重。

造成男性性功能障礙

打鼾會造成男性荷爾蒙「睪丸硬脂酮」分泌減少，一但減少超過一定比例，會造成男性性功能障礙。當打鼾者在睡眠過程中出現暫時性的呼吸中止，將使經過鼻腔或口腔到達肺部的空氣量減少，當體內含氧量下降時，睪丸硬脂酮就會開始減少分泌。

兒童成長發育不良

由於打鼾合併呼吸中止症使得深睡期減少，導致孩童腦部的生長激素分泌減少，體重及發育都會受到影響。睡眠品質不佳，使白天注意力不集中，長期下來會產生學習及行為的偏差。

早期睡眠醫學不發達，所以許多心血管等疾病的成因並未考慮到睡眠呼吸中止症。近五年來，隨著一些研究的發表，特別是美國NIH所資助的Sleep Heart Lung Cohort Study，在長期追蹤下，陸續有縱貫性的流行病學資料報告，使許多醫師意識到這是一個牽涉廣泛的疾病。

阻塞型睡眠呼吸中止症的病患不但影響到病患的健康，也威脅公共安全。但其病症皆於患者睡著時發生，所以常為患者、家屬或醫師所忽略。它並沒有特別的症狀可供診斷，需要醫師及家屬提高警覺才能發現。

在現今醫療資源有限及健保拮据的情形下，重視預防醫學是必然的趨勢。診斷及治療睡眠呼吸中止症，可以減少未來產生高血壓、心臟病及中風等嚴重疾病的支出，提高病患的生產力，減少許多公安意外，降低社會成本。所以推廣對阻塞型睡眠呼吸中止症的認識，提高診斷率，積極地治療，對醫學界而言是相當重要的使命。

睡眠中止症患者容易發生交通事故。

兒童罹患睡眠呼吸中止症

　　還記得一則電視廣告嗎？描述一個小學生上課時坐在桌前，昏昏沉沉的聽著台上老夫子講著無聊的課，眼瞼不覺中就慢慢地闔上了。大家看了或許覺得很有趣，但在我的門診中，就真的有一個這樣的真實案例。

　　患者是就讀於小學二年級的潘小弟。有一天，他媽媽滿面愁容對我說，老師建議應該讓她的小孩轉到啟智班就讀，因為他的孩子上課都在打瞌睡，有時還發出巨大的鼻酣聲，不但功課趕不上，更成了同學嘲弄的對象。

　　潘小弟到醫院檢查之後，發現罹患了「阻塞性睡眠呼吸中止症」，切除扁桃腺之後，潘小弟上課打瞌睡的情形改善很多，成績明顯進步，同時他在短期內長高了十公分之多。至此之後，他終於不用再被同學嘲笑為「矮肥短」了。

　　另外，曾有一個研究，讓同一個班級成績最後10%的學生進行「睡眠檢查」，結果發現，這些受測的學生有阻塞性呼吸中止症的機率，比其他一般的學生高出許多。

雖然詳細的原因並不清楚，但阻塞性睡眠呼吸中止症也可能和嬰兒猝死症有關，尤其是超重或扁桃腺肥大的兒童。對一個小孩子而言，每天晚上大聲打鼾並不是正常的現象，所以父母親應該向他們的醫師報告打鼾的狀況。

　　兒童的阻塞性睡眠呼吸中止症狀有：

1. 打鼾或睡覺後呼吸會有異聲。

2. 呼吸困難。

3. 睡眠斷斷續續。

4. 白天有過動的現象。

5. 較大的阻塞性睡眠呼吸中止症的孩子，可能看起來會比較懶，而且在學校表現較差，有時會被認為遲鈍或懶散。

 睡眠疾病：猝睡症 narcolepsy

　　猝睡症是一種嗜睡的狀態加上猝倒。猝睡症是一種尚在研究中的睡眠障礙，主要的原因在於中樞神經對睡眠和清醒的控制出了問題。這種疾病常見於西方人身上，約佔一般人口的百分之零點零二到零點零五之間。亞洲發病率，依日本的統計，一萬個人約有十六個人得這種病，但目前台灣並沒有被統計過發病率。

這種病的嗜睡狀態非常戲劇性，有時吃飯吃到一半、走路途中、甚至說話說到一半時，病人就會睡著，在小睡約半小時後才會醒來。而猝倒的情形常常在情緒起伏劇烈時，例如大笑當中，因肌肉突然失去張力而倒在地上，持續數分鐘之久。這些病患有時會經歷剛睡下時雖神智清楚，但卻無法動作、說話的狀態，有點類似俗稱的「鬼壓床」，偶而會合併幻覺或情緒上的障礙。

猝睡症的案例
罹患猝睡症的孩童

　　某天早晨，當我在睡眠檢查室判讀前一天報告時，一位媽媽神情畏怯地站在我旁邊。她開口問「醫師！可不可以請教你一些問題？」我看得出來她的表情帶著迷惑、徬徨、無助及焦急。當時不是我的看診時間，桌上仍有一大疊報告正等著處理，但我還是請她坐下來談。

　　原來，她當天帶著她八歲的孩子來做日間多次睡眠測試。這個小男孩一向個性活潑開朗，喜歡打球，人緣很好，成績都能保持前十名，是家中獨子，也是她和先生的生活重心和開心果。

　　後來有一天，孩子感冒了，一個星期康復之後，出

現了一些令人擔心的情形。小朋友開始愛賴床,不管前一天晚上多早上床睡覺,第二天早上都爬不起來,常拖到快遲到了,才由爸爸開車送到學校。下課回家後變得沉默,不再像過去一樣會纏著媽媽訴說學校裡同學發生的趣事,或著是老師對他的誇獎。而且,常常晚上睡到一半跑到父母親的房間,說他作了惡夢,要求和父母一起睡。

這些情形一直沒有改善,期中考之後,老師甚至在聯絡簿上寫著「孩子晚上是不是沒有睡覺,白天上課都在打瞌睡」。小朋友的成績一落千丈,而且上課時常因打瞌睡被老師叫起來罰站,成了同學的笑柄。

孩子開始不愛去上學,一下子說肚子痛,一下子說頭痛。會在學校和同學打架,被爸爸知道後狠狠地修理了幾次。因為這樣,家庭氣氛每天都顯得很緊繃,父母常為此吵架。

後來,在學校輔導老師的建議下,這位媽媽帶著孩子到兒童神經內科求助,經由神經內科醫師的安排,轉診到睡眠中心安排檢查。

我花了一些時間了解小朋友的症狀及檢查結果,確定這個孩子患了「猝睡症」,接下來我花了將近兩個小時的時間,告

知孩子的母親猝睡症的病因、未來治療的方針及將會面臨到的困難及挑戰。

看到這位母親，我不禁想起我過去幾位猝睡症病患悲慘的遭遇。這個病症好發於青春期前後的孩子，使患者容易睡著，因此常在學校被取笑為懶豬。上班族則被老闆責罵，甚至還有一個孩子，因此而染上吸食安非他命的惡習。

當年我在美國進修時，看到美國睡眠學會常在報章雜誌上刊登睡眠疾病相關訊息，並指導民眾如何就醫，也不時製作發放睡眠疾病的衛教資料給民眾，為這些病友成立支持性團體。

相對之下，台灣的病患們就顯得很無助，他們不知去哪裡就醫，或常被醫師誤診。因社會上對這些疾病的了解不足，必須在生活及學習上遭受親友、同學、師長或主管的誤解。台灣對睡眠疾病的了解太少，不止是民眾，甚至連許多醫師可能都沒聽過猝睡症、肢動症、睡眠呼吸中止症等睡眠疾病。

猝睡症的症狀

嗜睡（sleepiness）

白天過度的睡意通常是猝睡症最常見的症狀，猝睡病人容易感覺疲勞，總覺得想睡覺，這種嗜睡現象和前一天晚上睡得好不好沒有絕對的關係。雖然猝睡症的病人在白天的時候很容易打瞌睡，但每次時間約十分鐘到二十分鐘，通常不超過一個小時，但是兩到三個小時之後，他們又開始想睡覺。

猝倒（cataplexy）

不一定每一位猝睡症患者皆會發生，有些患者的猝倒現象會在嗜睡發生一段時間，甚至是數年之後才會出現。猝倒的症狀大多作用於大關節，病患大多會倒臥在地上，但有時也會影響小關節，例如頭下垂、落下頦、說話不清或碗筷掉落。常常發生在情緒起伏劇烈時，大多只持續數分鐘，然後就會自動回復，嚴重的病患甚至在想到好笑的事情時也會猝倒。

睡前幻覺（hypnagogic hallucination）

睡前幻覺發生在臨入睡前，會有鮮明的夢境幻覺。這些幻覺包括混亂的影像或聲音，甚至觸覺、移動的感覺。但猝睡症的幻覺不會發生在白天清醒時，若在白天產生幻覺，就得要與其他精神疾病做鑑別診斷。

睡眠痲痺（Sleep paralysis）

大多數猝睡症的患者有睡眠痲痺，從睡眠狀態中醒來時，全身肌肉失去力量，期間患者可能或多或少對周遭環境有所知覺。但是很快就可以復原。

其他症狀

雙重視覺、注意力渙散、喪失記憶、頭痛、暈眩、打鼾、性生活障礙及體重增加等問題，但這些症狀並不是因為猝睡障

礙所引起的。有這種障礙的兒童，通常無法跟上他們的朋友及學校的功課，成人則無法完成工作及家庭正常的義務。

　　猝睡症的症狀可能會隨年齡增加而減少，但不會完全治癒。由於它可以不擇時間和地點發作，很容易招致嚴重後果。如果在開車、游泳、高警惕性工作和高空工作時發作，會造成生命危險。即使在不危險的場合發作，因其常伴有猝倒，也容易損傷身體。

　　猝睡症的發病原因至今不明，但很多身體疾病，特別是感染性疾病、內分泌疾病、代謝障礙及顱內壓增高等很可能是致病的原因。最近的研究發現，猝睡症與兩種腦內的化學物質減少有關，絕大多數的猝睡症患者也都帶有一種人類白血球表面抗原。有些研究人員已認為某些基因，合併個人生活上的其他因子，都可能會引起這種障礙。

　　猝睡症有時是家族性的，如果父母患有猝睡症，小孩患病的機率大約是1～2%，而猝睡症患者的一等血親，有比常人高達二十倍到四十倍的可能性罹患這種疾病。

猝睡症的診斷

　　診斷的第一步應該由專業醫療人員評估，只要詳細詢問疾病史，應足以診斷猝睡症。在睡眠障礙中心，專家會徹底審查病人的病史，並執行完整的身體檢查。如果被懷疑有猝睡症，患者會被要求在睡眠中心進行檢測。通常有二種檢查方法，多

項睡眠生理檢查（PSG）及多次入睡時間測定（MSLT），可用來確認猝睡症的診斷及嚴重性。

多項睡眠生理檢查（PSG）在其後的章節有詳細說明，在此不綴述。多次入睡時間測定（MSLT）會在PSG的隔日進行，患者被要求以2小時為間隔，進行五次小睡。猝睡症患者在多次入睡時間測定時具有特別型態：入睡時間很短，小於8分鐘之外，通常快速眼動期（做夢）的睡眠，會在患者入睡後很快開始，五次小睡至少產生二次。但是某些睡眠剝奪或憂鬱症病患也會有此結果，這二種檢測的結果，必須同時考慮患者的症狀，可幫助睡眠專家決定這些症狀是否是猝睡症。

猝睡症的治療

雖然猝睡症還無法治癒，但它的症狀通常可以控制或改善。接受治療之後，症狀發生的頻率會降低，患者也可以過比較正常的生活。因為症狀的內容因人而異，因此患者與睡眠專家必須一起合作計畫療程。治療計畫有一些重要的部分，包含藥品、行為治療、飲食、其他睡眠障礙的排除及患者生活環境的管理。

藥物

「不夜神（Modafanil）」是目前國外治療猝睡症第一線的藥物，主要的作用是維持病患清醒，須每天服用且副作用小。目

前健保已有給付，但必須專案申請。

「利他能（Ritalin）」可用來幫助病患維持清醒，由於作用迅速，目前多用在病患臨時有急迫需要時，長期大量使用要小心成癮性及依賴性。

行為治療

猝睡症的治療通常不僅需要藥物，還要調整生活型態。

＊**小睡**：主要目的是讓病人學會控制突然來襲的睡意，甚至只是趴在桌上睡一下，或閉眼養神，只要短短幾分鐘的時間，都可以避免嗜睡發作，或減少提神藥物的使用劑量。小睡次數以及時間長短，需要參考猝睡症的病人本身以及與病人密切相處的人的意見，了解什麼時候是病人最想睡的時段？什麼時候病人服用提神藥物？什麼時候是病人學業上或工作上最需要專注提神的時候？才能依照個別差異擬定時間表。猝睡症雖然可能是終生性的疾病，但適當治療並獲得支持，病人還是可以過著正常或接近正常的生活。

＊**遵循醫護人員對藥物的指示。**

＊**飲食**：減少甜食和醣類的攝取可以改善白天想睡的現象。

＊**生活的管理**：家庭的支持是學習處理這種障礙的重要步驟。教育雇主們了解這種障礙，在職場上做某些調適，

可幫助猝睡症患者繼續做一位有生產力的員工。患者
應避免做輪班瞌睡或跌倒時容易發生危險的工作，不要
讓單獨到危險場所。如果猝睡症患者是兒童，確定老師
能了解這種障礙，然後在教室裡做小小地調整，可幫助
患者維持正常的教育與生活。

睡眠疾病：**睡眠周期失調**

　　現代人似乎都很倚賴外在「時鐘」的時間來過生活，不過
在我們的身體內有一個更重要的時鐘，就是所謂的「生理時
鐘」，如果覺得自己的睡眠時間過長或過短，或該睡覺時卻保
持清醒而開始失眠，或該醒來時卻想呼呼大睡而影響一
整天的開始，就可能是生理時鐘異常，必須調整
自己的睡眠周期。

　　在開始談如何調整生理時鐘的之前，
一樣先請讀者透過以下案例的分享，以了解
生理時鐘異常的臨床表現及對整體功能的影響為
何？

睡不好真要命！

生理時鐘延遲型的治療

　　幾年前，曾有位年約35歲失眠的病患來長庚睡眠中心求診。病患表示因為天生個性容易緊張，其實早在國中時就已經有失眠的問題了。病患自述「當時只要一有壓力產生，我就容易失眠。到了高中時，更罹患了憂鬱症等多項精神相關的疾病。」。之後患者的失眠問題仍是時好時壞，但因為憂鬱症的關係，患者一直以為自己的失眠完全是因為憂鬱所引起。

　　到了大學，因為適應不良的緣故，患者入睡困難的失眠問題比以前更嚴重。但因為過去的經驗，病患以為這又和情緒有關，便將憂鬱症和失眠的問題同時處理。「當時在臺灣，我所知道的治療失眠方法只有一種，就是服用安眠藥。因此我展開了三年與安眠藥為伍的日子，並在期間飽受安眠藥的副作用的摧殘。」

　　首先，記憶力大幅衰退，不僅影響課業上的表現，也使一般日常的記憶嚴重衰退。其二，因為安眠藥的藥性，而無法掌控服藥後的行為和情緒。病患反應在服藥之後會出現和酒醉者一樣的行為，且常常醒來之後都要

回憶之前到底有沒有做出些脫序的事情，這對病患的生活和交友情形造成很大的困擾。後來為了解決以上的問題，病患以意志力停了藥物，但失眠的現象還是沒有改善，直到最近又因為失眠的關係誤了重要的事，迫使病患下定決心要徹底解決失眠的問題。

在長庚睡眠中心經過睡眠專科的醫師及心理師的評估之後，發現病患最大的問題不是失眠，而是生理時鐘與一般人不一樣，也就是說，病患只是無法在晚上十二點到天亮七點這段時間無法入眠，但卻可以在其他的時段睡完一個完整的周期。因此，心理師除進行基本的睡眠衛生教育外，也給予病患「光照治療」的處方，同時調節紊亂的生理時鐘。在將近兩個月的時間，病患的睡眠問題就有了很大的進步，情緒逐漸穩定，在沒有副作用的擔心之下，逐漸減少服用藥物的劑量，記憶力也不再大幅受影響。

睡眠周期失調的案例二
社會新鮮人常見的生理時鐘異常

王先生是一位剛從大學畢業的社會新鮮人，滿懷著

開始新生活的熱忱，在畢業後找到了一份朝九晚五的工作，但卻也開始了他的失眠日子。

因為要早起上班，每個晚上他都準時十二點左右就上床，但總是躺在床上輾轉反側，一直要等到凌晨兩三點才能真正入睡。每天早上雖然把鬧鐘調到六點半，卻還是常常因為爬起不來而遲到，有時甚至把鬧鐘按掉睡到中午以後才醒得過來。幾乎每天中午前的精神都很糟糕，常常利用假日補眠到中午過後。

王先生一直認為自己失眠的原因，可能和剛出社會的不適應或是工作的壓力有關。經過一年多之後，他認為自己應當已經可以適應工作壓力了，可是睡眠的困擾，卻還是沒有變好。

此案例是臨床上常見的睡眠周期失調，在經過睡眠專科醫師及心理師評估，以及「睡眠活動記錄儀」檢查後發現，王先生的睡眠問題，其實是來自「生理時鐘延遲」。之後透過調整生理時鐘的行為安排及光照治療，他的睡眠困擾及生活品質，慢慢獲得改善。

人是具有重新設定生理時鐘的能力，像是旅遊在不同時區的時候，人們可以大幅地調整生理時鐘以適應時差的問題；或是在不同季節時，人為了適應日照時間的不同，也可以調整睡

眠時間；甚至可以依據短暫的需求，出現熬夜或是調動睡眠時間的需要。

但充滿彈性的睡眠穩定裝置「生物時鐘」，常因工作時間（輪班）或是環境產生了變化（時差），也可以稱之為生物時鐘異常的睡眠問題，如：常見於年輕人晚睡晚起型的「貓頭鷹」族、或是常見於老年人過於早睡早起的「雲雀」族，這般的睡眠型態若影響了日常生活，便需要不停進行校正「生物時鐘」的工作。

正常來說，我們的身體能進行一些合適的校正工作；但對睡眠節律已紊亂的人來說，調整睡眠時間要稍難一些。但仍可能透過日光照射或光照治療使我們的生理時鐘與環境時間同步。

光照治療調整生理時鐘

光照治療法是以足夠光線在適當時間照射，調整體內褪黑激素的分泌，主要能夠改善生理時鐘異常的問題。針對生理時鐘向後延（晚睡晚起型）的患者給予早晨的照光，使其生理時鐘向前調整，以達到能早點入睡、早點起床的目的。相反地，生理時鐘提前型（早睡早起型）的患者則可以透過晚上的照光，延後入睡及起床的時間。

光照治療經常使用的光照強度至少2500燭光，大約為早晨剛破曉的光照強度。慣於晚睡晚起的人，建議在早晨照日光1

小時。因為平常在室內的
光少於500 lux，早睡早起
型的人想自行透過家裡一
般的日光燈進行光照治療
的話，強度是不足的，所
以必須利用光照箱（light
box）讓患者在傍晚接受足
夠的光照。

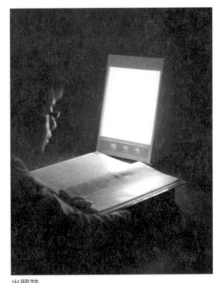

此外，光照治療主
要適用於日夜節律睡眠
障礙（Circadian rhythm sleep
disorders）的「睡－醒周期」調整。由於光照治療需經由精細的

光照箱

計算，才能給予患者關於光照的方式與光照時間等的「光照處
方」，因此建議如果要採用「光照治療」，應經由專業睡眠醫
療人員協助執行。光照治療除了針對日夜節律有問題的患者外
，也可運用在治療因輪班工作以及時差引起的睡眠問題。

調整睡眠習慣，固定生理時鐘

首先要確定個人所需要的睡眠長短。確定自己需要的睡眠
長度，必須不斷調整，找出一個合適的「量」符合自己的生活
及工作，又可以讓白天精神及體力可以維持的睡眠量。臨床上
建議趁休假或是外出旅行時，在沒有壓力的情況下更可以有效

地找出自己所需的睡眠量。

設定個人生理時間。人的生理時鐘從起床開始的，即起床的時間就是內在生理時鐘的起點。一旦確定且固定起床時間，生理時鐘就可以固定下來。

通常固定時間起床是最重要也是最困難的一個部分，但是，切記人是具有重新設定生理時鐘的能力，持之以恆就會適應。不過，對於某些生理時鐘已經紊亂的患者，要固定自己的生理時鐘到想要的時段，是非常固難的，此時便需要透過一些助眠技巧上的輔助。

確定自己所要的睡眠量以及固定起床時間後，便可以找出屬於自己的睡醒時間。在周休二日的工作型態下，大多的上班族都會利用假日好好補眠，但是我們的身體常常順應一至二天前所設定的生理時鐘。常常過完周末晚睡晚醒的習慣之後，星期天晚上想試著提早上床卻失眠了，星期一早上也往往不能按時起床，便容易開始造成生理的時鐘混亂。

所以，治療生理時鐘紊亂的失眠患者時，會要求每天的睡眠習慣最好一致，即便放假也不要有太大的差別，如果真的要在假日補眠一番的話，身體最多可以彈性接受約一個小時內的誤差範圍。

睡眠疾病：睡眠的動作障礙

睡前「肢體不寧症」及「周期性肢動症」是兩種不同的疾病，但是他們就像孿生兄弟一樣，有八成的人會同時發生兩種疾病，而且都會造成失眠及嗜睡，所以在此一併介紹。

睡眠動作障礙的案例
無法安寧的睡眠

　　孫先生，年約四十歲，外表斯文秀氣，但有明顯黑眼框。前來就診時，抱怨自己從二十多歲開始，就有睡眠障礙。

　　依照他本人口述的症狀，他每天大約九點到十點左右，會覺得腳底出現麻、癢的感覺，而這種感覺非常特別，似乎怎樣都搔不到癢處。後來他發現，如果把腳放在冰涼的東西上面，例如把腳底對著電風扇吹，或是踩在冰涼的瓷磚上，可以減少這種麻、癢的感覺。他將家裡的地板改成瓷磚，而且不管天氣多冷，睡前他都必須要吹電風扇。甚至連在辦公室加班到九點，他就開始會

煩躁不安，幾乎無法安靜地坐下來工作。

近幾年，他甚至發現自己晚上睡著之後，腳趾及腳踝會有不自主的動作，而且由於動作太大而震動到整張床，因此影響到他太太的睡眠。

在這些狀況的影響下，孫先生漸漸不敢加夜班，晚上出門也像灰姑娘一樣，九點一到，就要趕緊回家，不然就會坐立不安。間接也影響到他的入眠情形，甚至造成失眠的現象。之前他也曾去看過醫生，服用了一些肌肉鬆弛劑。吃了藥之後，的確比較好入眠，但是隔天還是會覺得很累，因此他前來求診。

經過詳細的診斷之後，這位孫先生所罹患的是睡前「肢體不寧症」及「周期性肢動症」。

肢體不寧症（RLS/restless leg syndromes）

睡前肢體不寧症是一種主觀的症狀，患者常感覺到了晚上睡前或靜止休息時，手腳四肢或肌肉深處就開始有一種說不出來的不舒服感。這感覺可能是酸、麻、灼熱、癢、或像是有蟲在爬似的。這個時候，如果動一動肢體，這種不舒服的感覺就會暫時緩和、消失。

肢體不寧症的診斷，基本上還是以臨床為主。一般相信肢

體不寧症是一種主要在中年開始發生的疾病，在台灣根據作者的研究，約1.57%的人口有睡前「肢體不寧症」，男女比率相同，這些患者四分之一到五分之一的人，抱怨慢性失眠，而且合併高血壓、糖尿病、憂鬱症、更年期症候群的機率都比正常人高。

國際肢體不寧症研究群訂立之診斷準則

必要之診斷條件：

1. 伴隨肢體感覺、知覺異常之移動肢體的慾望。
2. 肢體運動不寧。
3. 肢體變換位置會加劇其感覺運動症狀，透過肢體活動可減輕症狀。
4. 症狀有日夜間的變化，黃昏及傍晚時病況較差。

非診斷之必要但經常伴隨之症狀：

1. 睡眠障礙，尤其是入睡困難。
2. 不隨意運動（周期性肢體運動）會發生於睡眠或休息清醒時。
3. 神經學檢查無相關之異常。
4. 任何年齡皆會發病，但以中年以上者較嚴重，常發病或加重於懷孕期間。
5. 典型病程為慢性、進行性，偶有好轉。
6. 使用咖啡因、多巴胺阻斷劑通常會導致惡化。
7. 家族史暗示為自體顯性遺傳。

治療方法：

醫師會先進行基本的問診與檢測，區分是原發型或是續發型肢體不寧症，續發型肢體不寧症指因為其他的疾病所引發的肢體不寧症。這些疾病包含腎衰竭、末梢神經病變、缺鐵性貧血等等。一般而言如果是原發型的肢體不寧症，對於低劑量的多巴胺藥物反應極佳。根據最近發表的研究顯示睡前「肢體不寧症」與基因遺傳有關，第九對十二對及十四對染色體似乎都有關。

睡眠周期性肢體運動症（PLM／periodic leg movement）

大約80％的肢體不寧症病患同時患有睡眠周期性肢體運動症（肢動症），這是種反覆性、短暫性、睡眠中的一種不隨意運動。在白天過度嗜睡的病患中，最明顯而容易診斷的應該就是這種肢動症。常見的肢體運動方式為睡眠時腳的大拇指，或踝關節、膝關節會不自主地抽動，大腳趾、腳踝上揚、膝關節、髖關節彎曲。

一次運動肌肉收縮約0.5～5秒，肌肉收縮間隔約5～90秒，必須連續四次以上。這種情形都發生在剛入睡時較多，當腳抽動時本已顯示進入睡眠第一期的腦波就會被醒波干擾，所以睡眠肢動症的人其睡眠品質不好，常常被中斷。睡眠周期性肢體運動症的盛行率隨著年齡增加而上升，從30～50歲的5％到64歲以上的44％。

睡眠陣發性肢動症有時是單獨存在的，有時常合併其他疾病，例如在睡眠暫停症候群、昏睡症、或快速動眠期行為異常的病人身上也會合併肢動症。

　　造成肢動症的真正病因並未完全了解，但明顯會引起慢性嗜睡，治療的方法主要是靠睡前給予多巴安類的藥物，大約可控制八成以上的症狀，若無法控制，可以再配合其他藥物使用。

Part 3

掌握聰明睡眠祕訣

一覺到天亮的日子好像離自己愈來愈遠？
其實只要調整生活方式，抓住要訣，
好好睡一覺並非難事。

打破錯誤「助眠」的迷思

　　許多失眠病患習慣依靠安眠藥或鎮定劑幫助睡眠，但不當使用情形下容易造成藥物成癮。事實上，大約有七成的病患，是可以靠非藥物的助眠技巧達到有效的治療，但必須仰賴病患與專業醫療人員花費較長的時間與耐心練習。

　　睡眠醫學目前在臨床上比較使用的助眠技巧，除了Part 2提及的「認知－行為」治療之外，還有「腹式呼吸法」、「肌肉鬆弛法」、「自我暗示法」、「冥想法」、「環境調整」、「睡眠姿勢」、「飲食調養」、「泡澡」、「芳香精油療法」以及「音樂療法」等方式。

　　失眠所影響的層面相當廣泛，可涵蓋精神、情緒、記憶及健康等各層面。因此，有效地幫助患者處理失眠問題，提升患者的生活品質，是非常重要的課題。治療失眠的方法，在於去除所有可能妨礙睡眠的因素，也就是說，如果失眠症狀是由其他疾病所引發，即應同時治療原發疾病。

　　在非藥物治療中，最基本的部分是建立正確的睡眠觀念，與患者討論可能影響睡眠的生活習慣，並改變生活習慣，以擁有良好睡眠品質。

建立睡眠習慣

＊每天同一時間就寢，同一時間「起床」，養成規律作息。

＊周末不補眠。

＊睡前安排一段固定的時間讓自己放鬆，不要擔心自己會睡不
著。

＊睡前避免不愉快的談話。

＊在床上避免從事與睡眠無關的事，例如：不要看電視、看公
文、閱讀。

＊避免喝酒助眠，因為酒精雖在短時間內會讓人想睡，可是入睡
後睡眠品質不佳。

＊半夜起來不看時鐘。

養成良好生活習慣

＊定期、規律地運動，每周至少3次，每次30分鐘以上。

＊白天躺床休息的時間避免超過一小時，避免下午三點以後。

＊白天避免擔心晚上會睡不著。

＊睡前六到八小時內避免飲用含咖啡因的飲料，如咖啡、茶、可
樂、提神飲料。

＊睡前三到四小時避免劇烈運動。

＊睡前二個小時前進行泡澡、情緒放鬆、有助入睡之習慣養成。

＊為了避免夜間頻尿而起床上廁所，睡前不要吃太多食物或喝太
多飲料。

＊避免就寢前抽菸或使用其他尼古丁製品，因為尼古丁是會讓人精神變亢奮，不易入睡。

催眠大法13招 教你夜夜好眠

在睡前保持平靜的心情，有助於引導入眠。舒壓、放鬆的方法有很多種，包括調整呼吸和肌肉、自我暗示等，除了可以抑制過高的自律系統中的交感神經活動，也以幫助心理與生理同時達到和緩的狀態。只要掌握幾個簡單、有效的祕訣，就能輕鬆睡好覺。

第1招 動一動，睡得更輕鬆

適度的運動其實可以說是身心放鬆的不二法門，筆者多年的臨床經驗顯示，很多失眠患者都曾感受過因為適度運動，消耗白天精力，進而累積了睡眠的需求。甚至在養成運動習慣後，失眠的問題也逐漸獲得改善。

運動的種類有很多種，哪一種最適合呢？建議以能燃燒脂肪及促進新陳代謝的有氧運動為主，像是跑步、騎腳踏車、游泳，或是快速競走，每周進行三次以上，每次至少三十分鐘。但應該避免在就寢前運動，最好在上床前三到四小時，都不要

從事過度激烈的運動，避免過度亢奮而影響入睡情緒。

第2招 腹式呼吸有助放鬆

別以為呼吸是一件稀鬆平常的事，在未經訓練及不經思考下使用的呼吸法，多為「胸式呼吸」。尤其當個人處於緊張、焦慮的狀況下，更是如此。這種呼吸法是一種短促且快速的呼吸，容易產生窒息感、換氣過度等情形。

「腹式呼吸」是一種能吸入最多氧氣的呼吸方法，可以刺激副交感神經系統，有助於放鬆、安定精神、改善專注力及排泄身體的廢棄物。

呼吸自我檢測法

1. 閉上眼睛，將左手放在胸部；將右手放在腹部。
2. 先不要改變平常的呼吸方式，只要注意自己是如何呼吸？當你吸氣時，放在胸部上的左手會被抬高，還是放在腹部上的右手？
3. 如果是腹部隆起，則慣用的呼吸方法就是腹部呼吸，如果吸氣時，腹部沒有隆起，或是隆起程度低於胸部時，則是使用胸部呼吸。

學習腹式呼吸

要如何將胸式呼吸改為腹式呼吸？平躺在一張舒適的毯

子上；雙膝彎曲，雙腳分開約20公分，腳掌自然平貼地面，並將眼睛閉上，同時確定此時上半身是伸直的。接著審視全身的緊張狀態，緩緩地將雙手或一本書放在腹部，密切注意自己的呼吸。

然後慢慢地、深深地用鼻子吸氣至腹部，吸氣時，將注意力放在「腹部是如何隆起的」；用嘴巴吐氣時，則注意「腹部如何下降」。此時，胸部起伏的很小，通常只是隨著腹部隆起而些微地上升。

一旦可以輕鬆自在地習慣以上步驟之後，請持續使用腹式呼吸。由鼻子慢慢地吸氣，由嘴巴吐氣時發出一個安靜、放鬆的嘶嘶聲，想像一陣微風緩緩地經過嘴巴，同時放鬆嘴巴和下巴。專注在吐氣時發出的聲音，並感受當下的呼吸，會變得越來越放鬆。

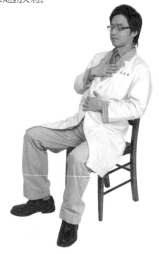 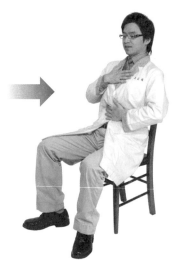

慢慢地用鼻子將空氣吸至腹部。　　　　　由嘴巴緩緩地將空氣由腹部吐出。

如果感覺將空氣吸入腹部是有困難的，可在呼氣時輕壓腹部讓腹部的空氣完全吐出，腹部在吸氣時稍稍出力，以便讓進入身體內的空氣可以將放在腹部上的手往上推。如果將空氣吸入腹部仍有困難，則翻身趴臥，將頭放在交疊的兩手上面，然後做一個深深的腹式呼吸，這樣就可以更容易感覺腹部推進地板的律動。

在每次腹式深呼吸結束後，再次審視全身的緊張狀態，然後將腹式呼吸後狀態與練習前做比較，直到感覺全身力量放鬆為止。

一旦熟練腹式深呼吸的方式，可以在任何時間練習，一次約十五到二十分鐘，不論是站著或坐著都行。專注於腹部的起伏，以及吐氣時所發出的嘶嘶聲，就能感受到深呼吸所帶來的放鬆感。感覺情緒緊張或壓力緊繃時，也可以使用這種腹式深呼吸法紓解壓力。

腹式呼吸的好處在於藉由吸氣至腹部，增加腹壓以按摩腹腔內的內臟，並使腹腔血液平均流暢，進而加強身體內廢棄物的排泄。還能慢慢壓抑自律神經中負責興奮功能的交感神經，加強放鬆作用的副交感神經功能，所以有放鬆身心、安定精神的良好作用，還能預防恐慌發作與焦慮現象。

持之以恆地練習，可以改善疲勞、腰酸背痛，對改善高血壓與心血管疾病皆有很大的幫助。此外，還有研究指出，腹式深呼吸對於便秘、大腸激躁症等有顯著的改善效果。

第3招 **迅速減壓的肌肉鬆弛法**

　　肌肉鬆弛法是在美國最廣泛使用的一項技術，技巧非常簡單，不需要其他道具，只要配合輕柔的音樂就能在家練習。這套方法是由Jacobson在一九七〇年設計出來的，經由交替的方式，使身體每一處肌肉收緊再鬆弛，讓身體脈搏減慢、降低血壓、減少身體排汗，減緩呼吸、並降低中樞神經系統的刺激，以達到身心放鬆的目的。

　　其主要目標包括了區辨肌肉緊與鬆的不同、增加肌肉的敏感度與控制度。許多研究報告顯示肌肉鬆弛有助於改善失眠，尤其對於入睡困難者及睡眠中醒來次數頻繁者，有很大幫助。

肌肉鬆弛技巧

　　訣竅在於先拉緊某部份肌肉，然後再放鬆它。用力拉緊肌肉時，只要覺得已經用力，約八成力氣就可以了，不必一直增加力道。用力拉緊是為了放鬆，所以放鬆時，請慢慢地鬆開肌肉，而不是突然鬆開。

　　將全身的肌肉分成四大區域進行，手掌、手腕、手臂的肌肉；頭、臉、喉、肩等部的肌肉，特別頭部肌肉，與情緒密切相關；胸、腹、背部的肌肉； 最後是大腿、臀、小腿和腳踝等部位的肌肉。

　　在一個安靜的房間，找一張有靠背的椅子，以最輕鬆的姿勢坐下，將上半身的重量放在臀部，兩腳的重量平均置於腳掌

上，兩手自然擺放於大腿內側，然後輕閉雙眼。接著依序進行下面的動作。

　　首先，用力握緊雙手拳頭隨後再放鬆。將雙手抬到水平位置，用力將手掌做出推門的動作，將手指指向頭部，再把兩手慢慢放回大腿內側，然後感受肌肉放鬆情形。將雙手手掌放在肩膀上，手肘向內靠近，感受到上臂緊張後，再放鬆。

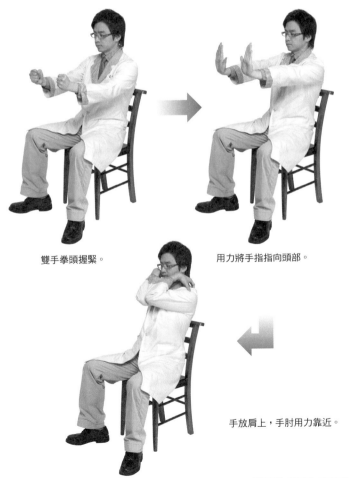

雙手拳頭握緊。　　　　　　　　　　用力將手指指向頭部。

手放肩上，手肘用力靠近。

額頭往上揚，拉緊額頭的肌肉，逐次用力再放鬆。把雙眼用力閉緊，然後再放鬆。用力咬緊牙齒感受臉頰的緊繃，逐漸用力後放鬆。用力地抬起肩膀，再慢慢地放下。身體坐正，然後低頭，下巴抵住前胸，再慢慢放鬆。

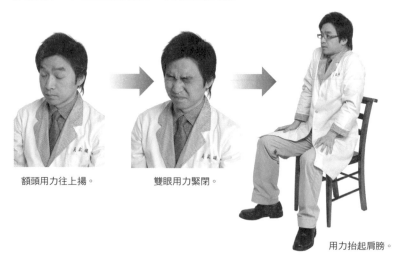

額頭用力往上揚。　　　　雙眼用力緊閉。

用力抬起肩膀。

　　用力將胸膛向上挺出來，背部向前拱，感受背部的緊張，再慢慢放鬆。此步驟放鬆時要恢復原來坐姿。深呼吸，閉氣十秒後，再恢復自然呼吸。用力收緊腹部肌肉，再慢慢放鬆。

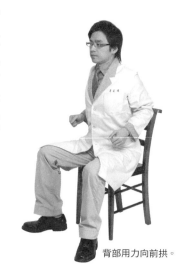

背部用力向前拱。

最後兩個動作是將兩腳抬到水平位置，雙腳盡量伸直腳尖向下壓，拉緊大腿的肌肉，然後逐漸放鬆。再用力將腳尖向上靠向頭部，拉緊小腿的肌肉，再逐漸放鬆。最後，持續讓整個身體處在放鬆的狀態，約十分鐘，即完成整套肌肉鬆弛動作。

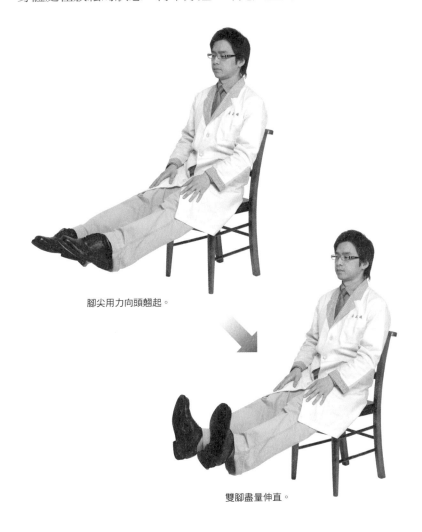

腳尖用力向頭翹起。

雙腳盡量伸直。

進行肌肉鬆弛時應該注意什麼？

　　和運動相同，肌肉放鬆練習是一種學習的技巧，必須勤練才會純熟。最好每天練習一至二次，每次約二十分鐘。最好選擇沒有事情等著處理的時間練習，以便減少干擾。環境要安靜，周遭光線最好不要太亮，如陰雨天一般的程度最適合。盡量穿著寬鬆的衣服練習，如運動衣、睡衣等。建議閉眼練習，可減少視覺上的干擾，讓注意力集中，效果會更好。

第4招 自我暗示，一覺到天亮

　　轉移焦點把注意力集中到對身體的體驗上，能使人放鬆。主要方法是躺在床上，閉上眼睛，自然呼吸，然後把注意力集中在雙手或雙腿上，盡可能放鬆，然後默念自我暗示的語句如「我的左手越來越沉重放鬆了」、「我的右手越來越沉重放鬆了」、「我的雙腳越來越沉重放鬆了」、「我的全身越來越沉重放鬆了」…。在重複默念過程中如果有與四肢沉重感無關的意念，就要立即停止，重新來過。

第5招 冥想練習，助眠有一套

　　冥想是借由集中自己的注意力在某些特定的物品、詞句，或是想像一些比較熟悉或比較嚮往的景象，並同時將注意力集中在每次的呼吸上。

　　可以躺下，或坐在有靠背的椅子上，閉上眼睛，集中自己

的注意力，然後在腦裡進行想像的活動。幻想漫步到一片綠油油的草地，草地裡長著五彩繽紛的小花朵，味道是芳香撲鼻，隱約中可以聽到清澈的小溪的流水聲，甚至感受到幾條小魚兒在水中悠游著……，讓整個身體感官都感受到冥想的氛圍。

第6招 管理壓力，別讓情緒垃圾變成睡眠殺手

「壓力」是長期失眠問題常見的催化劑，大部分的失眠者，甚至容易入睡的人，在壓力大的日子裡都會有睡不好的經驗。當一個人在白天承受了壓力，便會造成體內的壓力神經及荷爾蒙功能的變化，而且這些改變並不只是在白天產生影響，也會造成晚上睡覺時神經及荷爾蒙功能亢奮，導致功能系統失調，引發焦躁與缺乏食慾等問題。

當內心圍繞著一直無法解決的事情上的時候，人體的清醒系統便會受到刺激，如此一來，失眠的可能性就更高。在輾轉反側無法入睡的情況下，隔天會因為失眠而導致疲倦，然後陷入擔心再度失眠的惡性循環中。因此學習管理壓力的能力是很重要的，以下列出幾個關鍵點，提供讀者參考。

面對壓力：為解決壓力，就需要明白壓力的來源，確實面對問題之後，可以產生對於問題的掌握感受，有助於減少壓力，進而使人感到平靜。

排定優先順序：藉由列出擔憂事項的清單，能減輕這些擔憂在腦中的困擾程度。然後依照自己的安排和步調完成，妥善地分配工作，同時不必認為自己必須完成所有工作。

調整腳步：暫時脫離日常生活，給自己一段沉澱的時間和空間，以拓展新的視野，也有益於調節對壓力的承受度。

多和親友聊天：有時候找別人來談論困擾自己的問題，非常有幫助，沒必要自己獨自承受全部的壓力和負面情緒。壓力大的時候不妨到戶外走走，或參與各種活動，藉此轉移壓力焦點。

抱持積極正面的態度：練習注意事情中特別的部分，一般而言，日常生活中所做的大部分事情中，總有一些部分可以讓人感到愉快，可以試圖將注意力放在正面的部分。

第7招 打造優質睡眠空間

如果渴望有個好睡眠，睡眠的環境是不能馬虎的。一般來說，幽靜、清潔、舒適的環境，可讓人放鬆或感到心情愉快，這些都非常有助於睡個好覺。因此，對於容易失眠或不容易入眠的人來說，由睡眠空間和寢具所構成的睡眠環境，必須花點心思了。

微暗的光線最適合

人在較暗的環境才容易入眠，所以，入睡時寢室應盡量避

免多餘的光線。光線進入眼睛會減少褪黑激素分泌，使人不易入睡，必要時，可利用眼罩幫助隔絕光線的影響，特別是需要白天入睡的輪班工作者。

相對於夜晚的微暗光線可以避免干擾睡眠，清晨的光照則有助於清醒。建議坐西朝東方向的窗戶，可加掛遮光性強的窗簾，以免被早晨的強光照射而過早醒來。不過有些人因為某些習慣或是心理因素，例如害怕黑暗或是在黑暗中有不安全感，在光線不強的情況下，則可在臥房開盞微弱的小燈，來解除不安的感覺，幫助入眠。

安靜是好眠的不二法則

聲音是影響睡眠的一大因素，超過70分貝的聲音，就有可能會讓人無法入睡，所以維持較安靜的睡眠環境是必要的。睡眠環境通常可以容許較規律呈現的低分貝，如約50分貝以下的背景音如風扇聲、冷氣聲。原則上，如果入睡時無法有效改善噪音干擾，可利用耳塞阻隔噪音。

清新的空氣可提升睡眠品質

寢室內空氣要保持流暢，否則容易產生異味，甚至缺氧。必要時可設置空氣清淨機，以維持室內空氣的清淨，對於提升睡眠品質有絕對的幫助。尤其有呼吸系統上問題的患者，更應該要注意保持睡眠時周圍環境的空氣暢通。

保持身體恆溫很重要

　　理想的臥室溫度，其實因人的主觀感覺而有差別。不過太熱或太冷都會影響到睡眠，太熱容易使人身心煩躁，半夜容易因熱而翻動及醒來，進而影響睡眠的品質；太冷則會較不易入睡，也有可能，因為過冷而半夜醒來。一般而言，可在剛入睡時調降室溫約25°C左右，等入睡一、二小時後，因為人體的體溫會些微下降，可再將室溫回升至27°C左右，並盡量保持恆溫。

調整適當濕度

　　除了溫度合適外，有時候還不見得能有好的睡眠，最主要的原因在於「濕度」。合適人體睡眠的相對溼度為65%左右，應避免太濕及太乾。可以使用空調、自動除濕機或是冷暖氣機來調整室內的濕度。另外，穿著吸汗性佳的睡衣，也有助於維持身體周圍適宜的濕度。

佈置及擺設不要太過雜亂

　　臥房的顏色保持素雅、寢具的擺置不要有太多的干擾雜物、臥房環境適度地維持清潔，在「平靜、單純及乾淨」的擺設下，能讓人感到放鬆且容易入眠。

教你從此天天睡好覺。

第8招　選對寢具，睡出好活力

　　寢具的透氣性、保溫性、彈性及高度等不同要素，在某種程度上會影響睡眠的舒適度。寢具的選擇應順應人體的生理結構和特殊性，舒適的睡眠是非常主觀的感覺，按照個人喜好挑選中意的寢具，就是獲得「舒適感」最基本的條件。

棉質睡衣吸汗又保暖

　　基本上睡覺時應該怎麼穿，完全是依個人喜愛來決定，盡量以寬鬆為原則，避免影響睡眠時的血液循環及舒適感。人在入睡到醒來會經歷數次翻動與轉身，棉被在無知覺時被移動或踢落，會有著涼的可能，因此建議穿著有領子，且能覆蓋手腳的長袖睡衣，以維持體溫。另外，睡眠中會大量出汗，所以最好選擇容易吸汗的棉質布料。

高枕未必無憂

　　選擇枕頭首先考慮其高度的適宜性，枕頭過高或過低都是有害的。枕頭太高易妨礙頭部血液循環，造成腦缺血、打鼾和落枕。枕頭太低則易使頭部充血，造成眼瞼和顏面浮腫，特別是患有高血壓、心臟病的人更需選擇合適的枕頭。

　　較常側睡者，枕頭大小應能同時支撐頭及頸部，高度與單側肩寬應該相等；而背躺睡姿所需的枕頭以支撐頸部為主，大約是自己的一個拳頭的高度。如果睡眠中時常大幅度翻身，則

枕頭需要稍大，免得一翻身即睡落枕頭。

枕頭太硬，頭頸與枕頭接觸的相對壓力增大，會引起頭部不適；枕頭太軟，則難以維持正常高度，使頭部與頸部得不到支撐而疲勞。最好選擇稍有彈性的硬度，且透氣性佳的類型。長期使用後，枕頭的彈性會逐漸變差，因此一段時間後就要更換新枕頭。

床墊軟硬大小都要斤斤計較

床墊種類多樣，因材質選用不同而有所差異，有木板床、塌塌米、獨立筒床、矽膠床、乳膠床及電動床等，每種床皆因其材質上的差異而感受不同。在選擇床墊的考量上，除了考慮軟硬度、彈性、透氣等問題，也要重視個人喜好的部分，因為這些因素都會影響到床墊是否適合。

適當的床墊要提供持續的支撐且具有柔軟的感覺，因此身高、體重外，各部位的重量分布與偏好的睡姿，都是選擇床墊的必要考量條件。

軟硬適中的床，可以保持脊柱維持正常生理彎曲，使肌肉不易產生疲勞。過硬的床會增加肌肉壓力，使人腰酸背痛，不得不時常翻身，難以安睡。過軟的床會造成脊柱周圍韌帶和關節的負荷增加，肌肉被動緊張，久而久之就會引起腰酸背痛。

一般單人床寬90釐米，雙人床寬150釐米，長為180～190釐米，合適的床墊長度應為身高加20釐米左右。再次，床的高度

以略高於就寢者的膝蓋為宜，即一般在0.4～0.5米，這種高度便於上床、下床。床過高，使人易產生緊張而影響安眠；床過低，則易於受潮，寒濕、潮濕易侵入人體，不僅易患關節炎等病，還使人感到不適，難以入眠。

好床被讓睡眠事半功倍

選擇床單及棉被時，除了考慮顏色或花樣的喜好之外，更要注意保暖、透氣性、重量、清洗方便性等材質特性的問題，各類材質都有不同的特色及優缺點，需依照自己的需求及生活習慣做考量；另外需考量不同季節對床單及棉被特性的需求也不同。

被子的保暖性，主要是跟人體的體溫產生互動，將人的體溫存在被子的材質中，讓人體覺得越來越暖和。厚的被子因為介質層面就像千層麵一樣，一層一層搭起來，所以體溫的保存性比較好。薄的被子介質層面少，所以體溫穿透、流失的速度較快，所以夏天使用薄被，感覺較舒爽。

怕熱或易流汗體質的人，除了棉被的材質之外，也可選擇輕薄透氣的華爾紗或散熱涼爽的亞麻材質。在寒冷冬季易引起過敏而造成淺眠的人，可選擇蠶絲被，具抗過敏且擁有自動調節溫度等優點。

第9招 躺對姿勢，立即昏昏欲睡

雖然有些人認為睡覺只要舒服就行了，不用太在意睡姿，這對於容易入睡的人來說，的確沒錯，不過對於不容易入眠的人來說，選對「睡姿」也是幫助入眠的小竅門。

整個睡眠過程中，一般人應該都是混合著各種姿勢，能夠睡前和醒來都保持同一種姿勢的人算是非常少數，所以選擇哪一種睡姿並無絕對好壞，對於一個健康人來說，大可不必過分拘泥自己的睡眠姿勢，不過對於容易失眠的人來說，倒是可以利用適合自己的睡姿來幫助入眠，當然也可變換不同的睡覺姿勢，但也不要因為太過於刻意維持某種睡姿，而造成心理上的壓力，這樣就反而適得其反了。

依照病徵調整睡姿

有人說睡眠姿勢可看出一個人的個性，其實睡眠時的姿勢、擺位也會影響身體健康。正確的擺位姿勢甚至有助於治療與復健，若有特殊疾病與身體狀況可依照護的觀點調整，以符合需求。例如高床頭，使頭部、胸部高於腳的姿勢，可避免肺水引發的氣喘或降低肺部浸潤或者維持腦壓。升高床尾，可利用身體末端抬高，增加血液回流，可避免腳部水腫。

睡眠時採側臥睡姿可以減輕呼吸道阻塞，明顯減輕呼吸終止的次數和低血氧的程度.對於睡眠呼吸中止症候群病患之居家照護建議：睡眠時採側臥式，並抬高頭部三十度，避免仰臥

式，以減少呼吸暫停發生的機率。

　　腰痛患者仰臥時需在膝下放個高度適中的枕頭，以支持成膝彎曲，讓背部可以舒適地貼在床墊上，以利休息，或者也可在腰椎下放個小枕或小捲作支撐用。側臥時則可用抱枕將上方的腿支撐，以減少因為腰部扭壓而造成脊椎的壓力。

看看你適合哪種睡姿？

　　側睡：側睡分為右側睡和左側睡，人的心臟位在左側，為避免睡覺時造成心臟承受更大的壓力，所以右側睡比左側睡較為理想。右側睡時，注意手肘不要被身體壓住，可向前伸直，左手自然放在身上即可。

　　仰躺：理論上來說，仰躺的睡姿對於脊椎的負擔最小，不過長時間仰躺則讓肌肉無法完全放鬆，這樣一來就容易影響到睡眠時的呼吸狀況，尤其是體型比較胖的人，仰躺時會特別容易打鼾。對於習慣仰躺的人來說，選擇適當的枕頭和軟硬適中的床墊更為重要。有時候，仰躺時可以屈膝以減輕壓力，將雙腳屈膝微彎曲，讓大腿和床呈現四十五度左右，腳掌自然平貼於床上，也可以在膝蓋下方放置一柔軟枕頭或物品。

　　俯臥睡：根據調查，習慣採用「俯臥／趴臥」睡姿的人比較少，這是因為一旦俯臥過久，會壓迫到呼吸，同時會影響到血液循環，所以患有心臟病、高血壓或腦血栓的患者，不宜採用俯臥睡姿。不過對於某些容易感到沒有安全感的人來說，俯

臥的睡姿的確比較會有安全感。所以如果身體狀態許可，不妨偶而試試俯臥。俯臥時可以不要使用枕頭，臉朝向單側，這樣的睡姿能比較快讓人進入睡眠狀態。但是嬰兒俯臥睡姿似乎與猝死症有關。

很少有人整個晚上都保持同一種睡姿。不論哪種睡姿，一定要讓自己調整到舒適的睡姿，這樣才有助於快速入眠。沒有任何特殊身體疾病的人，其實無須太講究特定的睡姿，只要感覺輕鬆、自在就可以。

第10招 吃對食物才能安穩入睡

有睡眠困擾問題時，應注意一些飲食原則。下午三點後要避免飲用咖啡、茶、可樂或咖啡因含量高的提神飲料，以避免精神過度亢奮而影響晚上入睡。接近夜晚時，不宜吃刺激性食物或抽菸，以避免過度亢奮而影響睡眠。

就寢前不宜吃得太飽或是喝得太多，因為吃得太多，會造成腸胃消化道器官在睡眠中仍需工作，如此一來，這樣的訊息一旦傳達到大腦，則容易影響睡眠品質；若喝得太多，夜間容易因頻尿起床上廁所，而影響到睡眠。

安眠藥與酒精不宜同時使用，否則會有加乘作用，除影響夜間睡眠外，亦容易影響隔日精神狀況、生活作息及工作表現。

睡前如果真的太餓了，建議少量吃些東西，同時也避免睡前長達七八個小時未進食，因為睡眠中，也會因飢餓感造成半

夜醒來中斷睡眠或影響睡眠品質。不過睡前的進食，熱量最好介於100～200大卡左右。

該吃什麼？

含有色胺酸的食物能使人容易入睡，不過人體無法自行合成色胺酸，必須從食物中獲得，以魚、肉、奶類食品最多，包括牛奶、優酪乳、乳酪等。其次是豆類與堅果類食物，其中又以葵瓜子、芝麻及南瓜子最多，此外香蕉則是富含色胺酸最多的水果。

維生素B群，包含維生素B_1、B_2及菸鹼酸（即維生素B_3）、B_6、B_{12}，都可以消除煩躁不安，進而增進睡眠。

鈣和鎂是不錯的天然放鬆劑，有安定神經的作用。只要每天固定喝1～2杯牛奶，鈣的攝取量就足夠了。也可以多吃帶骨小魚、綠葉蔬菜、奇異果、豆漿、芝麻糊等含鈣的物。鎂則能從香蕉及堅果類中可以攝取。

此外，中藥材中的桂圓、紅棗，以及花草茶如薰衣草、迷迭香或玫瑰花茶，都可助眠。

不該吃什麼？

含咖啡因的飲料或食物如：咖啡、巧克力、可可、可樂；香煙及煙草類物質；酒精成分的飲料或食物會造成脹氣的食物如馬鈴薯、地瓜、芋頭、玉米等根莖類，還有豆類。辛辣的食

物如辣椒、大蒜及生洋蔥等，都要盡量避免。

其他助眠元素

　　褪黑激素（Melatonin）是腦部「松果體」分泌的一種激素，當夜晚來臨身體就會自然分泌這種激素，以用來調節睡眠的周期。其分泌量可能因年紀或是睡眠時間錯誤的問題，而逐漸減少或產生分泌時間紊亂等情形，所以需要透過外服的方式補充。有些研究顯示，低劑量的褪黑激素可加速睡眠的效果，而且沒有一般安眠藥常見的副作用。雖然褪黑激素目前已在美國核準上市，但在台灣的臨床療效仍有待進一步研究證實，所以使用時上仍要謹慎，最好能向專業人員諮詢。

　　色胺酸是一種天然胺基酸，也是大腦製造血清素的原料，血清素是一種可以減緩神經活動、讓人放鬆並引發睡意的神經傳導物質。日常食物中，魚肉和奶類的食品都含有豐富的色胺酸，這也是為何在飽餐一頓之後，會讓人容易覺得想睡覺的原因。

　　礦物質中的鈣和鎂具有安定神經且解除疲勞的作用，也有改善失眠的效果。鈣是人體中最多的礦物質，其主要功能是強化神經系統的傳導感應，具有穩定情緒、緩和緊張焦慮以及改善失眠的作用。在食物中，牛奶與乳酸品、黃豆製品、小魚干及蝦米等都富含鈣質。一般成年人，建議每天攝取一千毫克左右的鈣質。提供許多人體內生化代謝作用的鎂，因為具有調節

神經細胞與肌肉收縮的功能，所以可以消除疲勞，鎮定精神。核果類（例如杏仁、南瓜子、葵瓜子與花生）及深綠色蔬菜和香蕉裡都富含豐富的鎂。一般成年人每日應攝取三百五十毫克左右的量。

第11招 泡澡強身助睡眠

日本睡眠專家通過試驗證明，晚上泡熱水澡對睡眠大有幫助。最適合泡澡的時間，約是餐後一個小時，睡前二小時左右，每次30分鐘左右，促進血液循環，放鬆全身肌肉。

泡澡的種類

全身浴：頸部以下全身都浸泡在水中，藉由水的浮力，達到放鬆肌肉及血液流暢的效果。水溫不宜太高，通常微高於體溫，約38℃到40℃即可。

半身浴：胸口以下浸泡在水中，水壓比「全身浴」稍低，因此心臟的負荷較小，適用於身體較弱者或嬰兒。擔心頭頸受寒者，可在肩頸部披圍乾毛巾或頭巾。

坐浴：僅臀部以下浸泡在水中，能促進肛門部位的血液循環，改善便秘和痔瘡疼痛。

膝浴：首先要準備較深的桶子，然後注入熱水約40℃到42℃左右，讓膝蓋十公分以下都浸泡在水中，約10～15分鐘，可消除腿部疲勞。

足浴：先用約40℃左右的水浸泡小腿3～5分鐘，然後再換到20℃左右的水裡面浸泡約1～2分鐘，反覆四、五次，可促進血液循環，改善手腳冰冷的問題。

泡澡的溫度和時間

浸泡在水溫約42℃以上的熱水中，會讓血壓上升，造成心肺的負擔，因此不宜長時間讓全身浸泡在高溫中。38℃到40℃之間的水溫最容易讓身體放鬆，充分浸泡10分鐘以上，可刺激副交感神經，讓脈搏緩和，泡完澡之後休息30分鐘，更有助於放鬆身心。

20～30分鐘的「半身浴」，可讓身體充分發汗，同時提高中心體溫，非常適合在睡前浸泡。起床後如果想快速提振精神，也可用熱水淋浴三分鐘或是冷熱交替的方式淋浴，因為刺激交感神經，可讓身體迅速活絡起來。此外，生理期、頭暈、發燒、空腹或飯後一個小時內，皆不宜泡澡。

第12招 芳香精油療法矯正不良睡眠品質

芳香療法是利用精油，透過嗅覺及觸覺減少生理上的肌肉緊張、安定神經，並讓疼痛得到暫時性的舒緩。在心理上讓人產生平靜的感覺，減少焦慮、舒緩壓力、鬆弛緊張。任何一種具

飯後不要馬上泡澡。

有鎮定效果的精油都非常有幫助。需要二星期以上長期使用精油來幫助睡眠的人，最好經常變換精油的種類，因為身體會逐漸習慣同一種精油而使精油的效果打折扣。另外，精油的品質非常重要，最好使用無其他化學添加物的純精油。

嗅覺是人類最直接的感覺，因此氣味對一個人的影響既直接又強烈，往往可以左右一個人的情緒。因為緊張、壓力或焦慮等心理因素所導致的失眠，透過適當的芳香療法，的確可以減輕症狀，提升睡眠品質。

薰衣草、洋甘菊、檀香、橙花、佛手柑、快樂鼠尾草、杜松、依蘭依蘭……等精油都能有安眠效果，這些精油之外，還有許多種其他的精油選擇，可以不斷嘗試、找出最適合自己的精油。一般使用精油助眠的方式有下列幾種：

枕頭滴灑：滴在枕頭布上的四個角落，香氣經由嗅覺的刺激，傳達至大腦的中樞神經系統，進而達到舒緩的作用。

薰蒸：主要是運用薰香加熱揮發的原理，讓空氣中充滿精油的香味。可在床邊放置安全性的擴香石或精油燈，將精油的味道擴散至房間內，利用空氣中的香氣，舒緩心情。

噴香：目的和薰蒸方式雷同，方式是把稀釋後的精油，當成室內芳香劑使用，適量地噴灑在空氣中，切忌過度造成刺激。

沐浴泡澡：選擇合適的精油，加入數滴在洗澡的溫水中，浸泡15～20分鐘左右，不僅可以達到溫水浴放鬆肌肉，也同時能透過精油達到紓解疲勞的效果。不過要注意的是，洗澡水的

溫度不宜過高，也不宜太接近就寢時間，以免過度振奮而無法達到放鬆的效果。一般而言，以成人來說，洗澡水中加入六滴精油就夠了。

芳香按摩：芳香按摩包含了溫和、有療效的接觸，以及具有幫助深層放鬆的精油效果，雙管齊下幫助心理、身體減輕壓力，睡意就會自然而然湧現。

第13招 慢調音樂勾引瞌睡蟲

合適的音樂可以使人鬆弛疲憊的身心。吵雜的聲響、過大的音量會造成聽覺神經的受損，同時給予腦部過度的刺激，會因無法負荷而導致煩躁，加重失眠的現象。透過不同音樂改善某些特定的生理症狀與不適，即稱為「音樂治療法」。

不同樂曲的節奏、音調、旋律對人體產生的作用也不同，例如快節奏的舞曲可以讓人興奮、緊張，用餐時如果聽這類的音樂，容易造成消化不良。而溫柔祥和的音樂則能降緩心跳，紓解壓力，具有止痛、催眠的效果。可是每個人喜愛的音樂型態是非常主觀的，所以不限任何音樂，只要自己覺得可以放鬆就行了，但要注意音量的調節。

Part 4

常見的睡眠迷思

睡眠問題就像身體的疼痛一般,有時看似無礙,

卻又令人膽心是不是某種疾病前兆?

人們不難從網路及媒體獲得相關的資訊與知識,

不過內容往往有失正確或不夠仔細。

作者根據近年來的臨床經驗,

整理出一般人最常見的疑問,

給予詳盡的解釋與建議。

Q1：睡眠時數會因為年齡而有差別嗎？

A：年齡是影響睡眠的很重要因素，年齡不同，睡眠需要也不同。一個人由出生到童年到成年、老年，每天的睡眠時間逐漸減少，成年以後則相對穩定，老年期以後又逐漸減少。一般來說新生兒每天睡17～18小時；出生六個月後每天睡13～14小時；四歲時每天睡10～12小時；十歲時每天睡9～10時；二十歲後每天睡7.5～8小時；六十五歲時每天約睡6.5小時。

以上是就一般情況而言的，實際情形還是會依個別情況而有所差異。每個人所需的睡眠時數，必須根據自己的體格、營養狀況、生活條件、環境，以及腦力與體力、勞動強度等綜合因素來考慮。而且睡眠品質絕對比睡眠時數多寡來的重要。

Q2：產生時差時，該如何調整睡眠混亂的情形？

A：「時差」會降低工作效率，讓運動員表現失常，使旅遊的人因身體過於疲累，而無法好好享受完整的旅程。不過，近來用來調整生理晝夜節律的原理，已逐漸可以應用於調整時差。主要改善的方法有：

1. 服用褪黑激素有調整生理時鐘的作用。服用的時間相當重要，使用褪黑激素時，黃昏服用會使睡眠周期前移、黎明服用會使睡眠周期後移。需要特別注意的是，服用藥物之後，不

能從事需警覺性的工作。同時應用光照治療，效果更佳。

2. 提前調整睡眠周期，例如出發前五天，便可開始預先調整自己的生理時鐘，如果要往東飛，就要提早就寢及起床；往西飛的話，盡量延遲每日的作息時間。

3. 應用特殊食譜。美國奧岡國家實驗中心曾發展出一套抗時差食譜（anti-jet-lag-diet），其設計原則在於白天時食用高碳水化合物食物後，迅速擁有飽足感，讓精神立即振奮，但一至兩小時候之後，容易產生倦怠感，不過可補充高蛋白質食物，讓體力維持更久。

4. 若有喝咖啡的習慣，在這期間只能在下午三、四點前飲用（視個別差異調整）。出發當天，東飛的人只有早上可以飲用咖啡，西飛的人則下午也可飲用以振奮精神，維持白天活力。

5. 除了可應用上述諸法幫助克服時差困擾外，飛行前充足的睡眠及健康的飲食及運動習慣也是很重要的。

6. 飛行途中，讓身體保持舒適感，可穿上寬鬆及多層衣服，以維持體溫。適時補充水分、隨身攜帶眼罩、耳塞、潤膚露、潤唇膏以及溫開水等用品。抵達目的地之後，必須自我強制配合當地的作息時間。

Q3：輪班或長期值夜班等作息顛倒的人該如何改善睡眠情形？

A： 人體睡眠周期的調整，基本上需要五天到七天，這其中包括了賀爾蒙、甲狀腺、胃酸以及褪黑激素等分泌狀態。也就是說，原則上，如果因為工作或時差而造成日夜顛倒的狀況，身體需要五到七天的時間調整，所以通常要到第八天之後，身體才能適應新的睡眠周期。

長期需要上夜班的人，下班後，在回家途中可戴太陽眼鏡，避免早晨光線影響白天睡眠，這樣在回到家之後有助於入眠。上夜班的人，睡眠時間剛好是白天光線較強的時段，因此在臥房則應該利用厚實的遮陽窗簾，營造「黑夜」的環境，同時可增強房間的隔音效果。這些都可以讓身體原本認為「白天應該醒來」的生理時鐘，調整成「已經天黑了應該睡覺」的狀態，讓身體盡快進入睡眠狀態。

班表的安排，最順應身體睡眠周期的排法是「白天班→小夜班→大夜班」。人會有將睡眠往後延遲的慣性，因此將上班時間往後延遲的調整是比較容易的。如果可以採用半個月或一個月的日夜輪班的模式，可以減輕睡眠周期失調的困擾。

輪班工作者的注意要點：

（1）長期來說，應盡量避免過於頻繁或短於一周的輪班方式。

（2）避免每一班的工作時間過長，不要超過12小時，尤其如果工作內容需要相當的注意力或體力更應注意。

（3）刺激性物質的使用也可能造成想要入睡時無法入睡的情形，所以在睡前四小時內不要飲用。

（4）雖然使用安眠藥可能有助於白天入睡，但是無法改變生理時鐘，且對於工作時的警覺程度也只能有部分的幫助。應避免長期使用，以降低使用安眠藥後可能造成的藥物依賴以及副作用等問題。

（5）可利用「光照機」和褪黑激素，幫助生理時鐘的調節。在想要轉換的睡眠時間之前，服用褪黑激素，可以幫助入睡。

Q4：有睡眠問題時該如何解決？

A：建議自覺有睡眠困擾的人，在求診前先釐清自己的睡眠障礙，例如分清楚是真正的失眠還是白天的嗜睡。再來，病患也可在求診前寫下一到兩個禮拜的「睡眠日記」（可直接使用本書的表格，或在白紙上簡單地寫下「就寢時間」、「醒來時間」以及是否使用藥物等大項）。也可以在求診前填寫睡眠障礙評估問卷（可使用本書Part 5所提供）這些都可以提供醫師更快且清楚地了解病患的日常生活作息以及睡眠問題的類型與嚴重程度，甚至有些病患在看到自己的睡眠日記之後，就可以大致找出睡眠障礙的問

題，根本無需就醫求診。

Q5：只有人會作夢嗎？

A：科學證實，溫血的脊椎動物，例如老鼠、貓、狗、豬，在睡眠時也有會做夢的「快速動眼期」，所以許多睡眠研究會使用貓或老鼠當成研究對象，因為這兩種動物的睡眠周期分布和人類很接近。

鳥類也會作夢，也有「快速動眼期」，不過鳥類在睡眠時通常並沒有完全入睡，能維持某種程度的肌肉張力，所以爪子可以安穩地抓在樹上，不會掉下來。

Q6：早睡早起才是正確的睡眠習慣嗎？

A：養成規律的睡眠周期，比養成「早睡早起」的習慣更為重要。西醫和中醫同樣都建議，人應該在晚上的時間入睡，這是為了配合人類生理周期。

晚上時，褪黑激素開始分泌，而賀爾蒙則減少分泌，早上則剛好相反。這些動態性的變化再配合睡眠周期，在該睡的時候睡，該醒的時候醒，才能讓身體處在最自然、正常的狀態。相對的，如果沒有依此原則，則容易造成賀爾蒙失調、腸胃道蠕動受影響或抵抗力降低等問題。

早睡早起的習慣，不一定適合每個人，雖然曾經有媒體以「晨起人」的角度報導，認為「有成就的人，通常都很早起床」。但這樣的結論並不完全正確。從這些報導內容看來，那些所謂被列為「有成就者」，通常已經有些年紀了。高齡者的睡眠周期會變短，且睡眠結構本來就比較會有早起的習慣。

　　因此除非自己的睡眠周期是屬於習慣早起的類型，否則沒有必要為了其他因素，強制改變自己習慣的作息。尤其正在發育中的小孩或青少年，有時候會因為太早起床，反而造成某些學習上的障礙。

Q7：每天要睡多久才夠？一定要睡滿八個小時嗎？

　　A：常聽說人的一生有三分之一的時間是花在「睡眠」這件事情上，這是典型的現代化工業社會的「三八制」。就是一天中有三分之一的時間工作，三分之一的時間屬於家庭和休閒生活，另外三分之一的時間就是睡眠。但實際上，每天睡足八個小時的人可能不多，一般人口睡眠時間平均約七個小時。睡眠的需求量人人不同，不宜一概而論，

　　很多人以為每個人每晚都要睡足八小時才可維持健康，但就相關研究及筆者的臨床觀察，則不一定，據說拿破崙每天才睡四小時，而且是分開來睡的。睡眠時間大致與體質和家族遺傳有關，後天影響的因素反而較小。整體來說，睡眠的品質比

睡眠時間來得更重要。而不是一昧地要求要睡多少時間。

Q8：睡眠債要如何還清？

A：睡眠債是要付出相當的「利息」，比方說某一天多熬夜了兩三個小時，並不是在休假時睡了多睡幾個小時，甚至睡一整天，就可以恢復體力的，得要分很多天才能慢慢將體力補回來。從睡眠結構來看，每次睡眠時，超過正常睡眠時間的睡眠都屬於「淺睡」，因此就算在假日時，一口氣睡了十多個小時，但是對身體來說，多睡的時間並不能一口氣就把前幾天欠的兩個小時補回來。熬夜之後要花好幾天的時間，每天多睡一些，才能讓體能慢慢恢復。這種睡眠債的利息，也會隨著年齡的成長而加重。

不過正受失眠所苦的人，有時反而可以利用睡眠的負債，讓自己更快擺脫失眠的困擾，聽起來似乎有些不合邏輯，但確實可以因此改善失眠。因為不斷地缺乏睡眠，建立睡眠負債，可以一直累積對睡眠的需求，讓人在晚上更容易入睡。

所以即使白天感覺有點累，想要小睡片刻時必須忍住。白天醒著的時間愈長，晚上睡得愈好。即使晚上睡不飽，還是要強迫自己在平常固定的時間起床，抗拒想利用賴床補眠、補償睡眠債的慾望。如此一來，睡眠便會更加穩定。

Q9：就讀國、高中的青少年，經常會有睡眠不足的情形，該如何補救或改善？

A：造成青少年上床睡覺的時間越來越晚，以及睡眠時間越來越少的主要原因，包括家庭行為約束的減少（例如家長不再規定上床時間）、學校的課程安排及其他社交活動的比例增加、以及青春期生物時鐘延後等方面。

青少年需求的睡眠量較成人及老年人多，為八至九小時，不過許多從青少年自我評估及周末補眠的現象皆顯示，在上學期間不少青少年的確有睡眠不足的現象。其實有國外研究提出如果可以讓到校時間延後，反而可以提高學習效果。在美國，睡眠基金會曾提出建議，讓高中生延後至早上八點半左右才上學，結果發現，學生因此有充足睡眠，學習效果增加，且缺席率也減少了。

睡眠生理時鐘與體內的神經傳遞物質分泌息息相關，清晨天未亮前，約早上五點至六點之間，是人體副腎上腺激素密集分泌釋放的時間，同時也是大量快速動眼期睡眠（亦稱做夢期睡眠）出現的時候。如果為了趕去上學，而剝奪了快速動眼期睡眠，將降低記憶的貯存、重組、整理、學習能力與整合能力，往往容易造成青少年現學現忘學習能力下降的情形。

Q10：許多年長者都有睡眠上的困擾，該如何改善？

A：許多年長者普遍有睡眠上的困擾，其中失眠與睡眠不足更是影響老人健康的一大隱憂。如何讓家中老人睡得好，有以下幾點原則可以當作參考：

1. 保持房間環境舒適
2. 建立固定作息時間。
3. 規律地在下午五點以前，進行適當、規律的運動。
4. 如有需要可以下午3點以前睡個午覺，但不宜超過一個小時。
5. 上床睡覺時，不要開著電視或收音機。
6. 適當安排每日三餐，早餐盡量清淡、健康；午餐可以吃得豐富一點；晚餐要適量，七分飽即可；上床睡覺前，避免喝酒或大吃大喝。
7. 過了中午就不要攝食含有咖啡因的東西或提神的藥物。
8. 許多年長者都有慢性疾病或睡眠疾病，應該要就醫治療。

Q11：女性如何調整睡眠問題？

A：一般來說，女性有她特別的睡眠困擾，特別是月經周期時及停經之後。一般標準的睡眠時間是每晚七～八小時，然而也有些人不需睡滿七～八小時，即可回復體力，這部分確實會

因人而異。不過，若有長期睡眠不足的問題，容易讓人在周末期間睡得過多而導致生理時鐘失調，因此，仍建議每晚盡可能睡足七～八小時。如果發現自己上床就寢後，在五分鐘內就已熟睡，可能是之前睡眠不足所造成的現象。正常來說，一個每天都獲得充分休息的人，平均花上十到二十分鐘才能入睡。

作息定時，盡可能固定每晚的就寢及每天早上的起床時間。同樣的睡眠時間，白天睡和夜裡睡效果不一樣。經常熬夜會影響女性氣色及肌膚的健康狀態，所以如果晚上要工作到很晚才能睡的話，可以在下午睡一小時，以保持精力充沛。

以下列出幾種養顏睡眠建議，提供參考：

· 晚餐九十分鐘後，進行適當的簡單運動，如散步、柔軟體操等。

· 睡前二小時洗一個舒舒服服的溫水澡，38℃到40℃。

· 保持室內空氣清新、濕潤。

· 入睡前做面部按摩。先用拇指、食指輕揉鼻頭，再用兩手的食指和中指自鼻兩側和額頭正中間向兩側輕輕按摩。

· 睡前在臉部擦些護膚品，如潤膚露等，以免皮膚乾燥。

Q12：常聽人說要睡「美容覺」，睡覺真的可以美容嗎？

A：單純從西醫的角度來看，目前並沒有任何科學的研究文

獻證實有所謂的「美容覺」，但是從人體身理機能和睡眠周期來看，好的睡眠品質絕對有助於生長激素的分泌及傷口的修復。

睡眠品質好的人身體代謝會比較好，人體中製造膠原蛋白和補充膠質的膠原母細胞，也可以得到較好的成長。有些人在外科手術之後，如果睡得好，這些膠原母細胞就可以讓傷口復原較好、較快。對於一般人來說，好的睡眠品質，可以藉由膠原母細胞的功能改善皮膚上皮細胞的膚質。

從中醫經絡理論來看，肝膽經氣血最旺盛的時間是晚上11點至凌晨3點，若人體無法在此時獲得充分休息，解毒功能將受到影響，易引起肝膽火旺等反應。這也是為什麼有些輪班族或夜貓族會容易產生黑斑、皺紋或青春痘等肌膚問題的原因之一。所以中醫建議，人最好盡量在晚上11點前就寢，才能避免因氣血循環不良，引起皮膚與健康問題。

到底可不可以透過睡眠來達到美容的作用，目前醫學上仍未有定論，不過可以確定的是，若因為失眠而沒有得到充足的休息，皮膚比較容易出狀況，因為足夠的睡眠時間可以幫助我們恢復體力，透過睡眠來修補耗損細胞及身體器官，進而讓肌膚保持「好氣色」。

Q13：説夢話和夢遊是不正常的嗎？如果有這些問題需要就醫治療嗎？

A：「類睡症」是指在睡眠中，發生一些異常的行為舉止，但是這些行為不會影響睡眠時間的長短，而是在睡醒之後，會覺得身體某些部位不適或疼痛。常見的類睡症包括說夢話、夢遊、磨牙、尿床以及快速動眼期的行為異常，有些類睡症甚至會引發心律不整。

會產生睡眠中的快速動眼期的行為異常，主要是因為在睡眠時，腦部「抑制人體行為動作的機制」（Act Out）失衡或不見了，才會導致人在作夢階段，做出和夢境相同的動作，無法抑制下來。誘發的原因主要有呼吸中止，腦部缺氧引發異常行為；喝酒；情緒受到強烈刺激，像是和別人吵架或悲傷；嚴重失眠到「睡眠剝奪」的程度。

基本上來說，說夢話或夢遊都是正常的，這類問題通常和遺傳有關，大部分都屬於良性，在發育完成後，可以獲得改善。

當然壓力也會提升說夢話或夢遊的機率，不過如果從小都不曾有這類的問題，到了發育完整，或中年之後，反而突然出現說夢話或夢遊的現象就要小心了。因為這可能是人腦中前額葉的某個部位不正常放電，才會造成這樣的徵兆，除非本身就有癲癇或前額葉腫瘤的病史之外，否則必須盡快就醫檢查。

Q14：睡覺時為何會「磨牙」？

A：睡覺的時候會磨牙，主要是因為牙齒的咀嚼肌不正常收縮所造成。一半來自遺傳，一半來自於後天的壓力。通常可使用牙板、牙套避免牙齒過度磨擦而損壞，或利用「生理回饋」的機器練習咀嚼肌的放鬆。也可使藥物治療。

在睡夢中磨牙並不影響睡眠長短，但可能造成牙齒磨損。筆者的臨床案例中，也有慣性磨牙的病患，最後因為過度使用口腔的咀嚼肌除了影響牙齒健康外，還會造成頭痛。

Q15：只要做放鬆活動就可以睡著了嗎？

A：有些時候，患者會期待做完一組的放鬆練習，或是聽完放鬆的錄音帶之後就可以立即入睡。但一個訓練課程，需要時間與練習，患者需要先在理想的情境下練習，也許先在白天或傍晚，直到可以在準備睡著的時段練習，這樣就就可以更專注在放鬆的內容上。好的作法是嚴守規定，不但每天白天練習而且晚上也練習。視放鬆練習的目的是放鬆，不是睡覺，但是當身體與思緒都放鬆時，睡眠會較容易伴隨而至。

Q16：放鬆一定要去找專業人員教嗎？

A：透過筆者的臨床經驗，很多人都可以學習放鬆的技巧，但若透過專業人員的說明，可以了解原理、抓到要領，並覺察自己不容易注意到的細節。所以透過專業人員的指導，可以更確保自己所學習及執行的方式是否正確，也可以更快也更有效學會放鬆。所謂的專業人員，通常是指受過相關放鬆技巧訓練的醫療人員包含醫師、臨床心理師及護理人員。

Q17：認床的時候該怎麼辦呢？

A：外宿時，如果擔心發生不適應的問題，建議可以攜帶日常習慣的臥房用品，像是睡衣、枕頭、床單，或是習慣抱著的物品。這些日常習慣的寢具，可以與平常睡眠習慣的感覺有所連結，讓入睡及睡眠過程因熟悉而獲得安心感。

Q18：睡覺時，房間一定要保持絕對安靜嗎？

A：安靜的環境雖然適合睡眠，不過每個人對聲音的音量大小及聲音來源，敏感度有不同的差異。常有失眠的患者反應，太過寂靜的環境反而會讓人聽見更細微的聲音，如時鐘的擺動或自己心跳的聲音。有些時候高頻的規律聲音反而有助於入眠

，較慢板的音樂也有助於入眠。所以基本上只要是在自己可忍受、不會造成困擾的範圍內保持安靜即可。

Q19：睡覺前肚子餓到睡不著該怎麼辦？

A：入睡前一個半小時，可以飲用200毫升以內的非刺激性流質食物，可選擇含天然放鬆礦物質「鈣」的牛奶一杯。但切記不宜超過，以免半夜起床如廁，造成中斷睡眠。睡前也可以吃些水果，選擇含維生素C及鈣豐富的奇異果兩顆或是含色胺酸及鎂的中型香蕉一根，其他睡前可食用的食物，可參考Part 3第四招「吃對食物才能安穩入睡」。

Q20：咖啡因對睡眠的影響是什麼？

A：咖啡因是一種刺激性的天然物質，會讓人體中樞神經系統亢奮，提振精神。若在接近傍晚的時間服用含咖啡因的食物或飲料，亢奮效果會持續影響到夜晚的入睡。所以在臨床上會建議體質較敏感，易受咖啡因影響的失眠患者，在下午過後，至少入睡前六～八小時，避免使用含咖啡因的物質。

　　咖啡因除了存在於一般人所知的咖啡及茶類飲料，生活周圍還有許多食物含有咖啡因的成分，如巧克力、可可、可樂、減肥藥，筆者的臨床案例裡，甚至有人只吃了一顆小小的茶葉

蛋就會造成失眠。

Q21：抽煙會影響睡眠品質嗎？

A：「飯後一根煙快樂似神仙」，這句話在某些心理層面觀點來看的確沒錯，但香煙中所含的尼古丁成分，與咖啡因一樣是刺激性物質，會使人產生興奮的感覺，所以在靠近睡眠時抽煙，可能影響入睡及睡眠品質。

Q22：喝酒有助睡眠？

A：常有人覺得睡前喝點酒可以幫助入睡，因為酒會讓人產生昏沈、放鬆的感覺。但根據研究及筆者臨床經驗發現，睡前就算只是喝一點酒，肝臟還是必須大量代謝，所以即使已經睡著，身體的代謝作用必須持續進行，破壞睡眠結構。酒精的作用一過，反而更加清醒，尤其是整晚睡眠的後半段，因缺乏深層的核心睡眠，使睡眠品質下降。如果想要徹底解決不易入眠的問題，還是建議尋找專業的醫師治療，而不要藉酒入睡。

Q23：可以自行在藥房買安眠藥嗎？

A：使用藥物治療睡眠問題時，一定要記住，要在醫生的指

導下服用安眠藥或鎮定劑！切勿自行在藥房購買成藥。

　　有失眠問題的人若需要使用藥物，務必到醫院或睡眠障礙專科就診，讓專業的醫師做完整的生理及心理評估後再照指示服用。患者要將自己的身體狀況和失眠症狀向醫生交待清楚，以便於醫生對症下藥，將藥物的副作用降到最低，避免造成嚴重且難以復原的傷害。某些失眠藥物會有抑制呼吸的作用，若病患失眠的原因是起因於睡眠呼吸中止，而在還沒有治療呼吸中止症之前服用安眠藥物的話，將會加重呼吸中止症的病況。

Q24：我該去睡眠中心檢查嗎？

　　A：如果因為突來的或是臨時性的壓力，像是工作、課業、情緒或生活中臨時發生變故等等問題，所導致的暫時性睡眠不良的問題，基本上應該都不需要到睡眠中心檢查，因為一旦壓力解除之後，通常睡眠問題也就可以得到改善了。相對的，長期患有睡眠問題的人，在考慮是否至睡眠中心檢查之前，應先請教專業人員或至睡眠障礙專科門診就診，最後再決定是否需要到睡眠中心檢查。

　　另外，百分之九十的失眠問題都無須至睡眠中心檢查，通常這些病患重點在需要由睡眠專科醫師及心理師做詳細的問診就可以找出影響失眠的原因，並在調整下改善睡眠的困擾，例如「睡眠週期失調」的問題，可以自行填寫「睡眠日記」，然

後在請教專業的醫師及心理師。

　　而真正需要到睡眠中心做檢查的通常都是在「生理」上出現問題的病患，比方說神經不穩定所造成肢體不寧症及周期性肢動症、呼吸不良所造成的睡眠呼吸中止症、或因為腦部問題所導致的猝睡症等等。

　　此外，也不是所有檢測都需要到睡眠中心做，像是「活動腕表」就是可以讓病患帶回家的一種居家檢測方式。同時這種可以帶回家自行檢測的模式，應該是未來睡眠問題檢測的一種趨勢。

Q25：睡午覺到底好不好？

　　A：「睡午覺好不好？」這是個許多病患常常問到的問題，也讓許多人困惑到底該不該養成睡午覺的習慣。在一些醫學研究中發現，小孩子睡午覺是應該的，一般而言三歲的小孩可能一天之內需要睡三次左右的午覺，兩歲以下的小孩會更多。而年紀越大就相對遞減，通常國小的孩童或國中青春期的青少年則睡一次就夠了。至於大人是否睡午覺，這其實是見仁見智的問題。

　　在北方較寒冷的國家，人們通常覺得不需要睡午覺，相對的，在熱帶地區的人就會覺得睡午覺是必然的，一來因為白天的時間過長，二來因為中午時段的溫度過熱，所以需要一小段

的午休來躲過天氣上的傷害。

　　另外，最近逐漸有些研究論文指出，睡一小段的午休，不要超過三十分鐘的睡眠，是有助於提振精神，也有利於下午的工作狀態。

Part 5

怎麼判斷
自己睡得好不好

睡眠品質、失眠嚴重程度、打鼾嚴重程度、白天精神狀態……
等都有量表可以檢測。
此外,還有一些科學的儀器可以測試出一個人的睡眠深度、
長度、以及白天的精神狀態。
以下可提供的問卷,各有不同計分方式,
請自行填寫之後,詢問專業人員。

檢測量表

整體睡眠檢測量表

1. 匹茲堡睡眠品質指數

這份問卷是用來瞭解睡眠品質及型態。

> 填寫說明：本項的的問卷調查只和最近一個月內的睡眠習慣有關。請仔細閱讀題目，就最近一個月內發生的情況，填上適當的選項。請回答全部的問題。

1. 最近一個月內，晚上多是何時上床睡覺？ ＿＿＿＿＿＿＿＿

2. 最近一個月內，上床後需幾分鐘才能睡著？ ＿＿＿＿ 分鐘

3. 最近一個月內，早上多是何時起床？ ＿＿＿＿＿＿＿＿

4. 最近一個月內，每晚實際睡幾個小時？

（和躺在床上的總時間不同）＿＿＿＿＿＿＿＿＿＿ 小時

（以下問題，請選擇最適切的答案。請回答全部的問題。）

5. 最近一個月內，你因下列情況產生睡眠困擾的頻率為何？

a＿＿＿上床後30分鐘內無法睡著

（1）最近一個月內無此情形 （2）每周少於一次

（3）每周一至二次 （4）每周三次或更多

b＿＿＿在半夜或凌晨醒來

（1）最近一個月內無此情形 （2）每周少於一次

（3）每周一至二次 （4）每周三次或更多

c＿＿＿ 需起床上廁所

　（1）最近一個月內無此情形　（2）每周少於一次

　（3）每周一至二次　　　　　（4）每周三次或更多

d＿＿＿呼吸不順暢

　（1）最近一個月內無此情形　（2）每周少於一次

　（3）每周一至二次　　　　　（4）每周三次或更多

e＿＿＿咳嗽或大聲打呼

　（1）最近一個月內無此情形　（2）每周少於一次

　（3） 每周一至二次　　　　　（4） 每周三次或更多

f＿＿＿感到太冷

　（1）最近一個月內無此情形　（2）每周少於一次

　（3）每周一至二次　　　　　（4）每周三次或更多

g＿＿＿感到太熱

　（1）最近一個月內無此情形　（2）每周少於一次

　（3）每周一至二次　　　　　（4）每周三次或更多

h＿＿＿作惡夢

　（1）最近一個月內無此情形　（2）每周少於一次

　（3）每周一至二次　　　　　（4）每周三次或更多

i＿＿＿感到疼痛

　（1）最近一個月內無此情形　（2）每周少於一次

　（3）每周一至二次　　　　　（4）每周三次或更多

j＿＿產生睡眠困擾的其他情況？請描述 ＿＿＿＿＿＿＿＿＿

　　（1）最近一個月內無此情形　（2）每周少於一次

　　（3）每周一至二次　　　　　（4）每周三次或更多

6. ＿＿＿最近一個月內，整體而言你的睡眠品質：

　　（1）非常好　　　　　　　　（2）好

　　（3）差　　　　　　　　　　（4）非常差

7. ＿＿＿最近一個月內，你多常使用藥物（無論是處方藥或自行購

　　置）幫助入睡？

　　（1）最近一個月內無此情形　（2）每周少於一次

　　（3）每周一至二次　　　　　（4）每周三次或更多

8. ＿＿＿最近一個月內，你多常會在開車、吃飯、或從事社交活

　　動時感到無法維持清醒？

　　（1）最近一個月內無此情形　（2）每周少於一次

　　（3）每周一至二次　　　　　（4）每周三次或更多

9. ＿＿＿最近一個月內，你是否受困於無法保持做事的熱誠？

　　（1）無此困擾　　　　　　　（2）只是稍微有此困擾

　　（3）有此困擾　　　　　　　（4）是個很大的困擾

10.＿＿＿你有無室友或有無伴侶同床？

（1）皆無　　　　　　　（2）有室友在其他房間（共用浴室）

（3）有室友在同一房間，但不同床（4）有伴侶同床

（如果你有室友，由他對你最近這一個月內睡眠情況進行評估）

a＿＿＿大聲打呼

（1）最近一個月內無此情形　（2）每周少於一次

（3）每周一至二次　　　　（4）每周三次或更多

b＿＿＿睡著時呼吸時有長中斷現象

（1）最近一個月內無此情形　（2）每周少於一次

（3）每周一至二次　　　　（4）每周三次或更多

c＿＿＿睡著時腿部抽動或突然抽搐

（1）最近一個月內無此情形　（2）每周少於一次

（3）每周一至二次　　　　（4）每周三次或更多

d＿＿＿睡覺中醒來或似醒時，呈現沒有方向感或意識不清情
　　　況

（1）最近一個月內無此情形　（2）每周少於一次

（3）每周一至二次　　　　（4）每周三次或更多

e＿＿＿其他睡覺時不安穩的情形，請描述：

（1）最近一個月內無此情形　（2）每周少於一次

（3）每周一至二次　　　　（4）每周三次或更多

個別睡眠疾病檢測表

1. 失眠嚴重程度量表

本量表用於記錄失眠問題的嚴重程度。

1. 評估近兩周內失眠問題的嚴重程度。

	無	輕度	中度	重度	非常嚴重
入睡困難：	0	1	2	3	4
無法維持較長的睡眠：	0	1	2	3	4
太早醒：	0	1	2	3	4

2. 你滿意自己最近的睡眠狀態嗎？

非常滿意	滿意	中等	不滿意	非常不滿意
0	1	2	3	4

3. 睡眠問題是否有干擾到你的日常生活功能？

（例如白天疲勞、工作表現/日常瑣事、專注力、記憶力、情緒等）。

完全無干擾	一點	稍微	很多	非常多
0	1	2	3	4

4. 他人是否有注意到你的生活品質因睡眠問題受到影響？

完全沒注意	一點	稍微	很多	非常注意
0	1	2	3	4

5. 最近的睡眠問題是否令你擔心/困擾嗎？

完全沒注意	一點	稍微	很多	非常注意
0	1	2	3	4

（Soldatos et al.：Journal of Psychosomatic Research 48：555-560，2000）

　　本量表用於記錄睡眠障礙的自我評估。以下列出的問題，在過去一個月內，每星期至少發生三次，依自我評估結果圈點相應的選項。

入睡時間 （關燈後到睡著的時間）	0/ 沒問題	1/ 輕微延遲	2/ 顯著延遲	3/ 延遲嚴重 或沒有睡覺
夜間甦醒	0/ 沒問題	1/ 輕微影響	2/ 顯著影響	3/ 嚴重影響 或沒有睡覺
比期望的時間早醒	0/ 沒問題	1/ 輕微提早	2/ 顯著提早	3/ 嚴重提早 或沒有睡覺
總睡眠時間	0/ 足夠	1/ 輕微不足	2/ 顯著不足	3/ 嚴重不足 或沒有睡覺
總睡眠品質（無論睡多長）0/滿意	0/ 滿意	1/ 輕微不滿	2/ 顯著不滿	3/ 嚴重不滿 或沒有睡覺
白天情緒 （體力/精神，如記憶力、認知和注意力等）	0/正常	1/ 輕微低落	2/ 顯著低落	3/ 嚴重低落
白天嗜睡	0/不想睡	1/ 輕微想睡	2/ 顯著想睡	3/ 嚴重想睡

如果總分小於4：無睡眠障礙

如果總分在4～6：可疑失眠

如果總分在6分以上：失眠

3. 打鼾問卷

填寫說明：這份問卷是要瞭解你對自己鼾聲的觀點，請勾選出每個問題中你認為最適當的答案，若你不太有把握，也請你盡量找出最接近的答案。

____1.就你所知道，過去四周來，當你睡著時有打鼾嗎？

（1）每天都會 （2）大部分時間會

（3）有時候會 （4）很少會

（5）從來都不會 （6）不知道

____2.過去四周來，你會如何描述你自己的鼾聲？或別人如何描述你？

（1）不會打鼾 （2）輕微打鼾

（3）有時候會 （4）嚴重打鼾

（5）非常嚴重打鼾 （6）不知道

____3.我的鼾聲會吵到我自己，或是使我第二天感覺疲倦？

（以上說法你覺得正確嗎？）

（1）完全正確，我就是這樣

（2）有一點對 （3）我不知道

（4）錯誤 （5）絕對錯誤

_____ 4.過去四周來，你打鼾的情形影響到你的正常睡眠及日常
　　　精神的情況有多嚴重？

　　　（1）完全不會　　　　　（2）有一點

　　　（3）中等程度　　　　　（4）嚴重

　　　（5）非常非常嚴重

_____ 5.你的打鼾干擾到你的配偶嗎？

　　　（1）非常嚴重（使他/她到另一房間睡覺）

　　　（2）嚴重　　　　　　　（3）中等程度

　　　（4）有一點　　　　　　（5）完全不會

　　　（6）不知道

_____ 6.比起一年前，你的鼾聲現在：

　　　（1）比一年前好很多　　（2）比一年前好一些

　　　（3）和一年前相同　　　（4）比一年前嚴重一點

　　　（5）比一年前更嚴重

_____ 7.你的配偶如何描述你的鼾聲？

　　　（1）非常大聲　　　　　（2）很大聲

　　　（3）有點大聲　　　　　（4）輕微的鼾聲

　　　（5）沒有鼾聲　　　　　（6）不知道

_____ 8.請你描述一下你的鼾聲？

　　　（1）我從不打鼾　　　　（2）我很少打鼾

　　　（3）我只在某些姿勢時打鼾

　　　（4）我大部分的時間都會打鼾（5）我每天都會打鼾

4. 艾普沃斯嗜睡量表 （Epworth Sleepiness Scale）

下列情況下，打瞌睡（不僅僅是感到疲倦）的情形如何？這個測驗是針對你最近幾個月的生活情況，假如某些事情最近並沒有做過，也請試著填上它們可能會給你帶來多大的影響。請從每行中選一個最符合情況的數字。

0 = 從未打瞌睡； 1 = 很少打瞌睡；
2 = 一半以上會打瞌睡；3 = 幾乎都會打瞌睡

情況	打瞌睡的頻率			
	0：從未	1：很少	2：一半以上	3：幾乎都會
1.坐著閱讀時				
2.看電視時				
3.在公眾場合安靜坐著 （如在戲院或會議中）				
4.坐車連續超過一小時 （不包含自己開車）				
5.在下午躺著休息時				
6.坐著與人交談時				
7.沒有喝酒的情況下，在午餐後安靜坐著時				
8.開車中遇到交通問題而停下數分鐘時				

八種情況的分數相加，總分在0～24分之間

總分＞8：瞌睡

總分＞10：非常瞌睡

總分＞16：有危險性的瞌睡，如果在今後兩周內每晚睡足八小時，評分仍沒有改善，建議你去看醫生。

5. 夜間肢體不寧症（RLS）問卷

1. 請問，你在坐下或躺下時，會不會覺得腳不動一下不行？

2. 請問，這種腳想要動一下或不舒服的感覺，會不會在坐著或躺下的時候才出現或加重？

3. 請問，這種腳想要動一下或不舒服的感覺，會不會因腳部伸展或起來走路而改善？

4. 請問，相較於白天，這種腳想要動一下或不舒服的感覺，會不會在傍晚或晚上時比較嚴重？

以上四題都答「是」，代表你有夜間肢體不寧症。至於夜間肢體不寧症之嚴重程度，可以透過下一頁的問卷來評估。

6. 夜間肢體不寧症嚴重程度評量表

請你回答以下十個問題，此問卷調查是用來測量夜間肢體不寧症之嚴重程度。

_____1.整體上，在過去的一星期中，你認為因夜間肢體不寧症（RLS）引起手臂或腳不舒服感覺的嚴重度為何，請依以下的選擇來作答？

4. 非常嚴重　3. 嚴重　2. 中等　1. 輕微　0. 一點都沒有

_____2.整體上，在過去的一星期中，你認為因夜間肢體不寧症（RLS）使你需要起來活動的嚴重度為何，請依以下的選擇來作答？

4. 非常嚴重　3. 嚴重　2. 中等　1. 輕微　0. 一點都沒有

_____3.整體上，在過去的一星期中，你活動之後會減輕夜間肢體不寧症（RLS）所造成手臂或腳不舒服的嚴重度為何，請依以下的選擇來作答？

4. 完全沒減輕　3. 輕微減輕　2. 中等減輕

1. 完全減輕或幾乎完全減輕

0. 沒有RLS症狀，所以這個問題不適用

_____4.整體上，在過去的一星期中，你的睡眠品質受到夜間肢體不寧症（RLS）症狀影響有多嚴重？

4. 非常嚴重　3. 嚴重　2. 中等　1. 輕微　0. 一點都沒有

_____5.整體上，在過去的一星期中，你因為夜間肢體不寧症（RLS）症狀，造成白天的疲勞感或昏睡感有多嚴重？

4. 非常嚴重　3. 嚴重　2. 中等　1. 輕微　0. 一點都沒有

_____6.整體來看，在過去的一星期中，你的夜間肢體不寧症（RLS）有多嚴重？

4. 非常嚴重　3. 嚴重　2. 中等　1. 輕微　0. 一點都沒有

_____7.在過去的一星期中，你的夜間肢體不寧症（RLS）的症狀有多常發生？

4. 常常發生（這是指一星期六到七天）

3. 經常發生（這是指一星期四到五天）

2. 有時候發生（這是指一星期二到三天）

1. 偶爾發生（這是指一星期一天或更少）

0. 一點都沒有

_____8.在過去的一星期中，當你有夜間肢體不寧症（RLS）症狀時，這些症狀平均有多嚴重？

4. 非常嚴重（指一天八小時或更多）3. 嚴重（指一天三到八小時）

2. 中等（指一天一到三小時）1. 輕微（指一天一小時或更少）

0. 一點都沒有

_____9.整體上，在過去的一星期中，你的夜間肢體不寧症（RLS）症狀干擾你每天日常生活的情況有多嚴重？例如：進行令人滿意的家庭生活、社交、學校或工作。

4. 非常嚴重　3. 嚴重　2. 中等　1. 輕微　0. 一點都沒有

_____10.在過去的一星期中，你的夜間肢體不寧症（RLS）症狀影響到你的心情有多嚴重？例如：生氣、憂鬱、悲傷、焦慮、煩躁。

4. 非常嚴重　3. 嚴重　2. 中等　1. 輕微　0. 一點都沒有

睡眠日記

　　睡眠異常症狀的診斷雖是專科醫師的專業，但睡眠的初步評估必須由患者親身提供，因此詳盡的自我睡眠評估描述，將有助於醫師的診斷與決定治療方針。「睡眠日記」可協助自己初步瞭解有無入睡困難、容易醒來難再入睡、早醒、白天睏睡等困擾，以及瞭解自己的睡眠效率、作息習慣，若需要客觀量測夜晚睡眠及白天睏睡情況，則要到睡眠實驗室接受「睡眠多項生理監測儀（Polysomnography）」。常用的「睡眠日記」有兩種形式，分別如下：

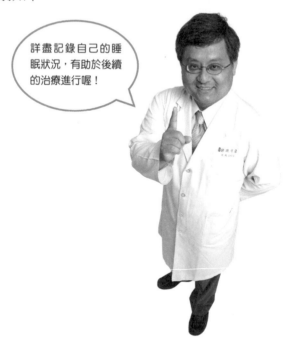

詳盡記錄自己的睡眠狀況，有助於後續的治療進行喔！

1. 表格填寫式

問題（早上填寫）	範 例							
日期/星期	10/10 星期二	星期	星期	星期	星期	星期	星期	星期
是否使用任何幫助睡眠的物質？是什麼？	有，熱牛奶							
幾點關燈就寢？	11：30 PM							
躺了多久的時間睡著	45分鐘							
半夜醒來的次數	4次							
實際睡著時間	6小時							
起床時間	7：00 AM							
起床時感覺如何？1/疲倦/嗜睡；2/普通；3/非常清醒	1							
問 題 （晚上填寫）								
是否有小睡片刻？（時間、睡多久？）	1：00 PM 10分鐘							
你今天喝了哪些含酒精的飲料？（1.紅酒 2.烈酒 3.啤酒 4.其他）；幾點？喝多少	1 5：00 PM 200 CC							
你今天何時飲用含咖啡因（包含咖啡、茶、可樂等）的飲料？以一般紙杯計算，大約喝幾杯？	9：00 AM 2杯							
中午的時候感覺如何？1/疲倦/嗜睡；2/普通；3/非常清醒	1							
下午的時候感覺如何？1/疲倦/嗜睡；2/普通；3/非常清醒	2							

《可自行影印使用》

2. 畫線記錄式

姓名：＿＿＿＿＿＿＿＿＿＿＿＿＿＿＿

睡眠日誌

● 熄燈或躺在床上試圖睡著　　　├───┤　睡著的時段（包含午睡及打盹）

C 飲用含咖啡因的飲料（咖啡、汽水或茶）　　　**A** 飲酒　　　**M** 月

日期	星期	前一天 晚上				午夜							今天 早上				中
		6 7	8	9	10 11	12 1	2	3	4	5	6	7	8 9	10	11	12	
範例		E ● ├─┤├─┤ ├─┤○ C															

* 請於每日白天固定一個時段填寫；如有需要可自行加入其他的符號

170　讓你睡好眠

）　○ 開燈或起床　　├-----┤半睡半醒

服用藥物　　　E 運動　　　S 感覺很睏

午			下午			藥物 (名稱/量)	睡眠品質 1-2-3-4-5 很差------很好	白天嗜睡 1-2-3-4-5 很睏-----很清醒	備註
1	2	3	4	5	6				
S├-┤						___	3	4	___
						___	___	___	___
						___	___	___	___
						___	___	___	___
						___	___	___	___
						___	___	___	___
						___	___	___	___
						___	___	___	___

《可自行影印使用》

檢查儀器

睡眠多項生理監測儀（Polysomnography／PSG）

　　早期探討或診斷睡眠問題時，多著重在外在的觀察或是項上述兩種主觀的測量方式，但隨著科技進步，如今已開始使用科學儀器進行更客觀的測量。「睡眠多項生理監測儀（Polysomnography／PSG）」，是目前睡眠醫學研究、診斷睡眠生理、睡眠障礙及與睡眠有關疾病經常被使用的標準工具。

　　常規的睡眠多項生理偵測檢查包括了「腦波圖（EEG）」、「眼動圖（EOG）」、「肌電圖（EMG）」、「心電圖（ECG／electrocardiography）」、「血氧飽和度（SaO$_2$ Saturation）」、「口鼻呼吸氣流（Nasal-oral Air Flow）」、「胸腹呼吸動作（Thoracic Abdominal Effort）」等。

　　適用對象：

　　（1）與睡眠有關的呼吸障礙：包括「睡眠中有鼾聲」與「睡眠中有呼吸暫停現象」等問題。

　　（2）「嗜睡症（Narcolepsy）」及「原發性嗜睡症（Idiopathic hypersomnia）」。兩者最普遍且最主要的症狀就是過度嗜睡。

　　（3）「類睡症（Parasomnias）」此為睡眠中明顯的異常生理現象，與很多的睡眠障礙相關。主要現象有：

　　　　A. 夢遊Sleep walking

　　　　B. 夢魘Sleep Terrors

C. 有暴力傾向的快速動眼期的睡眠行為異常（REM sleep behavior disorder／RBD）可能會造成自我傷害或傷害他人。

（4）周期性肢動症（Periodic limb movement disorder／PLMD），此為睡眠時周期性重覆且形式不變的肢體動作。動作的部位通常是雙腳，有時在手部。睡眠因此產生失眠、經常不自覺性醒來、睡眠無法恢復精神等症狀。

（5）失眠（Insomnia），主要徵狀為難以入睡或無法長時間維持有效的睡眠，所有失眠問題的程度均可以透過睡眠多項生理監測儀來檢測。

（6）生理時鐘異常（Circadian rhythm sleep disorder）

（7）睡眠相關的癲癇症（Sleep related Epilepsy）。15～20% 的癲癇症發作在夜間，故需在夜間進行睡眠檢測，透過睡眠檢測中的腦波圖，以偵測異常現象。

多次入睡時間測定（Multiple sleep latency test／MSLT）

在常見睡眠困擾中，「過度嗜睡」也是不少患者常有的抱怨，不過由於這通常都是患者的主觀敘述，因此常與實際上嗜睡的程度不符。而MSLT是一客觀且科學的嗜睡檢查方法，可以準確地檢驗出患者的嗜睡度，以及做特殊睡眠障礙的診斷及分析。

適用對象：

（1）嗜睡症患者（Narcolepsy）。所有疑似嗜睡症的病人，
    在開始藥物治療前，都需經由MSLT檢查，以確定診
    斷及嗜睡程度。

（2）阻塞性睡眠呼吸中止症患者（OSAS）。利用此檢測也
    可確定此類患者嗜睡的嚴重程度。

（3）失眠（Insomnia）。 MSLT也可以評估有嗜睡症狀的失
    眠者。

（4）其他引起過度嗜睡的問題。MSLT還可以評估病人是
    否為周期性肢動症或其他不明原因引起的嗜睡問題。

（5）需要評估療效的患者。利用此檢測可以評估造成嗜
    睡的原因，並了解治療後的反應。

檢查方式：

（1）前一夜須先做標準夜間的PSG，以判斷患者是否有
    足夠的睡眠。此外，藉以排除是否有其他夜間睡眠
    問題。

（2）檢測當天，需在下列五個時段（10：00、12：00、
    14：00、16：00及18：00）個別做一次睡眠檢測，即是
    這在五個時段一開始到二十分鐘之內，看受測者是
    否會有睡眠現象，如果會，則紀錄下入睡所需時間
    ，然後讓受測者睡滿十五分鐘之後，將他叫醒，然
    後等待下一個時段的檢測。最後將五個時段的測試

入睡時間加以計算，以測出嗜睡的程度，如果測驗的結果，五個時段中，入睡所需時間的平均短於八分鐘，則將評為有「過度嗜睡」的症狀。如果合併在五次的檢測中，有兩次的睡眠狀態會進入「快速動眼期」，則可診斷為「嗜睡症」。

睡眠活動紀錄儀（actigraphy／活動腕錶）

「睡眠活動記錄儀（actigraphy／活動腕錶）」是近年來針對睡眠障礙發展的在家檢查儀器，藉由配帶一隻手錶的儀器，就可以瞭解在家睡眠的狀況。過去失眠問題，都靠醫師問診及經驗判斷，近年來隨著睡眠醫學的進展，學者發現失眠的成因有許多種，有些可能來自於生理的疾病，也可能是心理上的問題，要瞭解這些失眠的真正原因，必須藉由「睡眠活動記錄儀」輔助醫師診斷。

「睡眠活動記錄儀」主要是透過測量日間活動量的方法，以間接測量「睡眠vs清醒」（sleep-wakefulness cycle）狀態，以加速度感測器感應身體動作的變化，進而量化並儲存該項資料於記錄儀內。除了攜帶、操作方便的優點之外，「睡眠活動記錄儀」所記錄儲存的資料可達數天至數周甚至數月，相當合適居家及長期的檢查使用。

國家圖書館出版品預行編目資料

讓你睡好眠 / 陳濘宏 吳家碩 著. -- 第一版. --
臺北市：文經社, 民97.08
面；公分. （家庭文庫；C165）

ISBN-13：978-957-663-541-0（平裝）
ISBN-10：957-663-541-1（平裝）
1. 睡眠

411.77　　　　　　　　　　　97013636

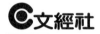 文經社

文經家庭文庫 C165

讓你睡好眠

著 作 人 ─ 陳濘宏　吳家碩
發 行 人 ─ 趙元美
社 　 長 ─ 吳榮斌
執 行 編 輯 ─ 陳毓葳
美 術 編 輯 ─ 游萬國
出 版 者 ─ 文經出版社有限公司
登 記 證 ─ 新聞局局版台業字第2424號
＜總社‧編輯部＞：
地 　 址 ─ 104 台北市建國北路二段66號11樓之一（文經大樓）
電 　 話 ─ （02）2517-6688（代表號）
傳 　 真 ─ （02）2515-3368
E - m a i l ─ cosmax.pub@msa.hinet.net
＜業務部＞：
地 　 址 ─ 241 台北縣三重市光復路一段61巷27號11樓A（鴻運大樓）
電 　 話 ─ （02）2278-3158‧2278-2563
傳 　 真 ─ （02）2278-3168
E - m a i l ─ cosmax27@ms76.hinet.net
郵 撥 帳 號 ─ 05088806文經出版社有限公司
新加坡總代理 ─ Novum Organum Publishing House Pte Ltd.　　TEL:65-6462-6141
馬來西亞總代理 ─ Novum Organum Publishing House (M) Sdn. Bhd.　TEL:603-9179-6333
印 刷 所 ─ 通南彩色印刷有限公司
法 律 顧 問 ─ 鄭玉燦律師（02）2915-5229
發 行 日 ─ 2008年 9 月第一版　第 1 刷

定價／新台幣 200 元　　　　Printed in Taiwan
頁或裝訂錯誤請寄回本社＜業務部＞更換。